LOCUS

LOCUS

LOCUS

LOCUS

mark

這個系列標記的是一些人、一些事件與活動。

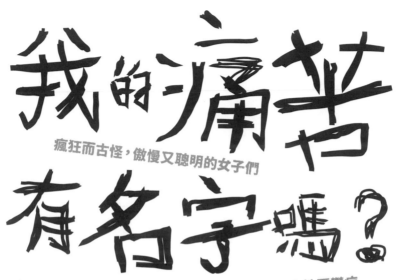

我的痛苦有名字嗎？

瘋狂而古怪，傲慢又聰明的女子們

不被理解的痛楚，女性憂鬱症

河美娜 하미나——著　徐小為——譯

　　沒有將二、三十歲女性們的痛苦扁平化，而是由完整保存矛盾、混亂與複雜性的數篇故事組合成了這一本書。原本以為故事內容是「她們」經歷了一些我所不知道的事，但讀著讀著，發現這勇敢的苦痛紀錄之中，浮現了過去與現在的我，還有我朋友們的臉，原來這終究是「我們」的故事啊。我跟著作者的文字一起被震撼、憤怒、醒悟、後悔，接著感同身受。

　　這本書坦率地揭開傷口，熱烈地煩惱其源自何處，並賦予那些傷口社會上的意義，讓我們用二、三十歲女性的視線，仔細端詳過去執著於用處和效率，忽略了痛苦和照護的自己，以及我們這個社會。是一本期盼能改變理解痛苦的文化的書。

　　金喜慶　前女性家族部次官、《奇怪的正常家人》作者

　　韓國二、三十歲女性們患有憂鬱症的比例正在逐漸上升。為什麼會這樣呢？現代精神醫學只把重點放在憂鬱症狀上，持續讓病人服用藥物、進行諮商。雖然減少症狀也很重要，但年輕女性們為憂鬱症所苦的原因究竟是什麼呢？已經到了我們必須去尋找答案，不能再拖延的時候了。只問醫生就能得到解答，大概要在遙遠的未來才能達到。透過自身的告白以及訪問她身邊的人，作者河美娜陳述了二、三十歲女性憂鬱症的社會文化因素，也為經歷痛苦的她們轉達了最活生生

的證詞。她的文字儘管以赤裸裸的痛楚劃開人心，同時也帶著能讓人敞開心胸，使全身溫暖起來的溫度。

　　河美娜說，年輕女性們的憂鬱症源自於我們社會的問題，社會讓女性的情緒從小就被忽視，還對女性施加各種暴力。憂鬱症不該是關在洞穴，由一人獨自舔舐的傷口，而是我們應該共同分擔的課題。我們要一起閱讀苦痛與痛楚的敘事，討論現在該如何分攤這些痛苦，我們需要什麼照護，我們必須創造的連結又該是什麼樣子，這些時刻已經來臨了。除了受憂鬱症所苦的韓國女性們之外，我也要向想幫助她們治癒的所有人，推薦這本書為必讀之作。

　　　　　　　　　　　李泫貞（音）首爾大學人類學系教授

　　受害人、病人、女人。這些詞彙在解放一個人的同時，也對一個人提出了限制。本書是作者的觀察紀錄，她拒絕停留在一個片面的詞彙，以自身獨有的語言直視了既不簡單也不俐落的真實。本書留下了作者努力的痕跡，她省思自身內在、探索專業書籍、觀察同伴們的發言，並將這一切聚於紙上，嘗試在其中找出特定的脈絡。對於光憑醫學精神病理完全無法說明的某種蔓延現象，這是她在現場直接寫下的情節。最後期盼能透過這些故事安慰到某個人，傳達出本書的真心。

　　　　　　　　張亨允（音）韓國亞洲大學醫院精神健康醫學系教授

一些關於憂鬱症故事的事

　　憂鬱症這個主題實在過於龐大而複雜，讓人無法簡單俐落地建構出一個恰如其分的故事。想要理出頭緒，將它的結構整理得一目了然是不可能的。所以我決定以重複出現的主題為主，採取將故事們綁在一起的方式進行。就像一起手牽著手探索名為憂鬱症的迷宮，走過各種不同的路，一一試著打開路上每個房間的大門一樣。有些房間待得久一點，有些房間則只有短暫停留；有些房間擠滿了人，有些房間則空空如也；有個房間都是學者，但有些房間則充滿了當事人。希望像這樣一起走過一些路之後，各位可以用和從前稍微不太一樣的角度去看待憂鬱症。

　　這本書的內容集結了我大學時主修科學史，並同時進行憂鬱症研究時學到的東西，以及三十位二、三十歲女性的專訪，還有躁鬱症當事人—我的個人經驗。就像世上所有對話一樣，訪問也是一種政治，所以受訪者回應的內容常常是採訪者提問時意圖得到的答案。問了受害的事情，就只以受害者的角度回答，問了生病的事，則只給出病人為主的答案。

　　然而憂鬱並非簡單的問題，人類也不是如此單純的存在。這就是為什麼我會進行至少超過一年的採訪，和受訪者在各種不同的場所相聚，透過面對面採訪及書寫等各種方式交換彼此的故事。更重要的是，我總會率先對她們吐露自己的病史。因為訪問也是患者之間的一種聚會。

之後我將包含受訪者個人故事的稿件全都給當事人看過，並向她們得到了出版的許可。願意公開的受訪者使用本名，不願意公開的人則使用自己想用的假名。受訪者們大部分來自首爾或南韓首都圈，但也有出身大邱、釜山、春川、海外的人。而她們全都了解憂鬱症相關的醫學資訊，更重要的是她們有辦法用自己的語言訴說自身故事，能用自己的話講述自己的人生，這的確是一種特權。

　　儘管身處傷痛之中，這些受訪者們也在反芻自己經驗數千次，再經過重新剖析後獲得了成長。雖然她們是家庭暴力、性暴力的受害者，但同時也是親自控訴被害事實，想盡辦法讓改變發生的倖存者。她們自我感知不對勁，靠著自己的雙腳走向醫院。雖然需要照顧，但她們自己其實也是長久以來提供照顧的人。她們不願意一直只停留在接受幫助的位置。她們全然使用自己的語言發聲，不被醫生、諮商師或其他任何人奪走說明的主導權。這些故事之中存在著矛盾與混亂，因為她們並非浮在真空中的受害者，而是真正的人類。

　　雖然開啟這個故事的人是我，但為故事作結的並不是。我不想替和我相遇的這些女子貼上憂鬱症、焦慮症、邊緣性人格障礙的標籤並加以區分。我更想成為一個擁護者，去捍衛她們述說的這些故事。書寫自己人生的女人，某種程度上都是瘋子。

目錄／CONTENTS

Part 2　可以死去，或活得不憂鬱嗎

可以改變故事結局的話

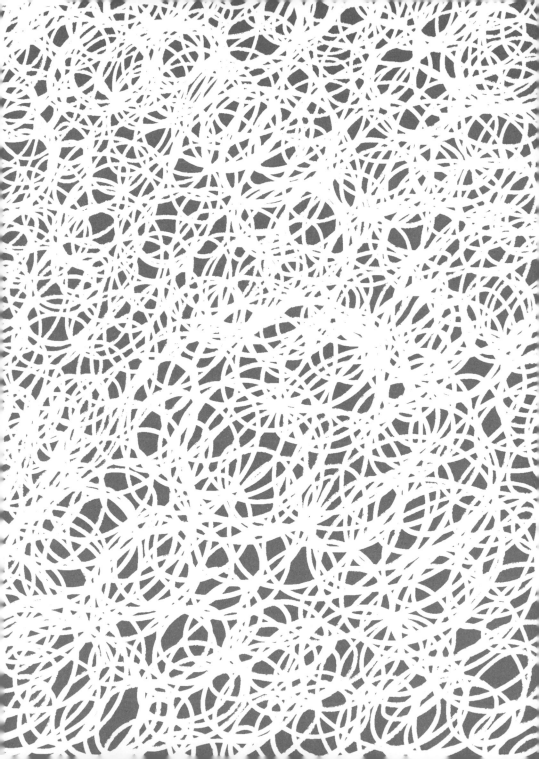

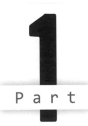

Part

我的痛苦有名字

第一章

裝病

醫生
不相信
女人說的話

我跟草莓是在寫作聚會上第一次認識的。她是個消瘦而安靜的人。文章則寫得極美又筆鋒犀利。她的文字跟誰都不太一樣。讓人得以透過那些句子站在從未立足的位置觀看這個世界。我以前和草莓並不算熟，所以過去沒有那個機會，但後來之所以會對那樣的草莓產生強烈好感，則是從發現她有一個患有躁鬱症的哥哥開始的。一種惺惺相惜的感覺。

　　草莓生病之後，人際關係也產生了變化。跟有些人會因為生病契機變得疏遠，也有原本距離遙遠的人會因此拉近關係。像我的話是在草莓生病之後跟她變得更親近的。我可以跟她更自在地討論和痛苦有關的事，跟其他人就要更小心翼翼一點。很怕他們認為我在無病呻吟。

　　草莓是一個很有學習精神的人，一直以來都很認真在寫作。而這樣的草莓，在 2014 年大二的時候，突然出現原因不明的病痛，使她不得不暫停活動。那個痛覺從脊椎開始經過後腦杓，一直延伸到整個臉部。感覺就像在頭和肩膀被釘了釘子一樣。疲憊感蔓延到全身，幾乎沒辦法好好坐在書桌前面。草莓後來休學，而這個痛感一直不曾離去，直到七年後的現在，已經 2021 年 8 月了，仍舊無法復學。她說，大概沒辦法再去上大學了吧。已經先付的學雜費無法退款，她最近的日子則是在上大學以外的網路課程中度過。

從那原因不明的痛開始找上門來之後，為了找出病名，草莓便輾轉前往整形外科、神經外科、家庭醫學科、韓醫院（中醫）、風濕內科等各個醫院科別。

診斷結果和處置可說是千變萬化。上交叉症候群、不用運動但是要打醫生親手打的針、身體年齡高達七十歲、要多吃肉等等……。

在開始造訪各種醫院的 1 年 6 個月後，草莓終於得到了一個聽起來有點像樣的診斷病名—纖維肌痛。這種病目前仍找不出特殊原因，卻會使身體許多部位持續產生痛覺，更神奇的是男性的發病機率遠高於女性，足足是 8 ～ 9 倍。

草莓並不是第一個等了這麼久時間才得到診斷結果的人。纖維肌痛的患者從第一次經歷症狀到確定診斷出病名，平均要花上 2 ～ 3 年。期間平均會歷經 3.7 位醫生，而 84% 的患者皆為女性。[1] 多發性硬化症、大腸激躁症、顳顎關節障礙等疾病，對女性而言也是常要花上許多時間才能得到正確診斷的疾病。諷刺的是，有批評指出正因這些身體疾患不容易順利獲得診斷，才使得女性患者患上憂鬱症。[2] 實際上纖維肌痛的療程也經常使用抗憂鬱藥物搭配止痛藥做為治療。

這些疾病為何在女性身上較為常見，以及發病的原因至今仍是未解之謎。就算拿到纖維肌痛、多發性硬化症等看似

有模有樣的診斷病名，也找不出確切的病因，所以完全康復並不容易。其實好發於女性的大多數疾病皆是如此。

至於憂鬱症方面，女性則比起男性發病率高上 1.5 ～ 2 倍，日本醫療人類學家北中淳子在她的著作《日本的憂鬱症》（*Depression in Japan*）中批評精神科治療室裡女性憂鬱症患者的痛苦常受到低估，無法被診斷出來。因此憂鬱症狀常被認為並不存在，或者被輕易歸類為與纖維肌痛或多發性硬化症相同的中樞神經障礙。甚至為了說明這些不特定的症狀，只得給出含糊不清的診斷。

患者多為女性的顳顎關節疾病

草莓告訴我，她曾在出門時身體感到異常疼痛，最後只好爬著回家；想刷牙的時候，還會沒辦法張開嘴巴。這就是前面介紹過的顳顎關節障礙的典型症狀。顳顎關節障礙也被稱為側頭下顎障礙（temporomandibular disorders, TMD），其他症狀還包含頭痛、咬合肌肉疼痛，以及張嘴或動口的時候，下顎關節會發出喀喀聲等等。

我長久以來也深受顳顎關節障礙所苦。隨著跨越二十五歲，某一天下巴突然開始發出喀喀的聲音，壓力大的時候甚

至沒辦法張開嘴巴。症狀最嚴重的時期是在 2020 年 3 月。那時我正在寫碩士學位論文的初稿，也是經歷各種瑣碎的爭吵，最後跟男友走向分手的時候。當時我的女性受訪者中甚至還有兩位自殺了。晚上睡覺時緊緊咬著牙，早上起來下巴痛得要命。再這樣下去，感覺我的牙齒不久後就會通通磨碎，不然就是磨牙磨到掉光光了。我連張嘴吃早餐都很艱難，頭痛狀況也很嚴重。去看牙醫也沒有得到確切的處置，只會說一些叫我放輕鬆，要避開有壓力的情況（到底要怎麼避開？）之類的話。我煩惱了一陣子，最後決定打電話給主修牙醫系，且專門研究女性健康相關領域的後輩。

　　首爾大學口腔醫院的金藝智（音）住院醫師讓我試著在牙齒之間放進兩根手指，一試之下發現辦不到，她立刻表示情況嚴重，但一般牙醫應該不太清楚，建議我找口腔內科。我去家附近的口腔內科掛號，他們說醫生看診之前需要一些資訊，於是拿了一張問卷之類的東西給我。看了內容，我不禁疑惑起這裡究竟是口腔內科還是精神科。當時收到的問卷內容如下：

請為以下問診項目標示「完全符合／符合／普通／不符合／完全不符合」

1. 頭痛

2. 精神狀況敏感且心情不平穩

3. 無用的想法持續在腦中打轉

4. 有昏沉或暈眩情況

5. 性慾減退

6. 看其他人不順眼

7. 感覺思緒被操縱

8. 感覺受到他人批判

9. 記憶力不好

10. 擔心自己不夠謹慎小心

11. 為小事情發怒

12. 胸部或心臟疼痛

13. 害怕去寬敞的地方或者大街上

14. 感覺有氣無力，心情低落

15. 有想死的念頭

16. 聽見別人聽不到的胡言亂語

17. 身體發抖或緊張

18. 覺得人是不可相信的

19. 沒有胃口

20. 經常哭泣

21. 與異性相處感到不自在或害羞

22. 覺得掉進某個陷阱之中，無法逃脫

23. 會無來由地受到驚嚇

24. 怒氣爆發時連自己都無法控制

（以下省略）

口腔內科雖然比一般的牙醫專業，但他們也沒有爽快地給出結論。醫生用尺測量我嘴巴能張開的程度，還問了我關於生活壓力、不安程度等各式問題，之後開給我肌肉鬆弛劑和抗焦慮藥物。然後為我做了電療的物理治療和熱敷，便讓我回家。我的顳顎關節障礙至今仍未痊癒，目前的處理方式就是症狀嚴重時自己熱敷。金藝智住院醫師告訴我，醫界人士也認為顳顎關節障礙是一種「雖然不會危及性命，卻很讓人頭痛」的病症。

　　第一是因為牙科醫生並不是很了解這種疾病，第二則是病因實在太多樣，牙醫學起初是以外科為主，對於顳顎關節障礙之類的內科問題仍沒有足夠的了解，所以要找出確切病因，能做到的實在有限。像拔智齒或治療蛀牙那樣，透過手術除去病灶，或以重建方式進行的治療屬於外科治療；像治療感冒一樣，不進行手術，而是透過開立處方箋或注射藥物等方式取代物理上的開刀（手術）的療法便屬於內科治療。顳顎關節障礙很難透過手術去除病灶，只能從找出原因、改善症狀的方向著手，而病因又不容易被特定出來。

　　第三，如果不是骨骼問題，而是肌肉或椎間盤有狀況時，因為並非顯露在表面的問題，只能仰賴病患的陳述來治療。然而女性患者針對症狀訴苦時卻可能被當成只是在討拍。比

起男性，顳顎關節障礙更好發於女性身上。檀國大學牙醫學系口腔內科研究室也曾在報告中指出，因顳顎關節障礙就醫的患者，有 99.8% 皆為女性，而二十幾歲女性的發病率則是其中最高的。[3]

歸根究柢都是女性荷爾蒙的錯

「雖然不會危及性命，卻讓人頭痛的無解病症」、「病因太多」，以及「女性患者陳述病症被認為只是討拍」。許多女性經常罹患的疾病都免不了被如此評價。上面這些再多加幾項，一份完整的故事大綱就差不多出來了：「喜歡四處求醫（doctor shopping，又稱逛醫生）的女人」、「健康焦慮症」、「為了取得利益扮演病人角色」、「精神問題」、「常好發於女性的原因是女性荷爾蒙」。

在針對女性健康問題提出說明的時候，荷爾蒙就好像一把萬能鑰匙。我個人是每次聽到一個疾病被用女性荷爾蒙問題來說明，就會把這當成是現代醫學對這個疾病不甚了解，而且也沒有意願研究的意思。不是要忽視荷爾蒙的影響，而是若只是一味地強調荷爾蒙，就會更不容易找到其他的病因。荷爾蒙實在是太過簡單明瞭而安逸的解法了。

比方說憂鬱症，憂鬱症是最具代表性的女性常見疾病之一，有意思的是不管在何種年齡層或地區，統計上來說女性都比男性更容易罹患憂鬱症。根據 2016 年韓國保健福祉部所實施的精神疾病現況流行病學調查，男性重度憂鬱症的終身盛行率（指一生中至少罹患過一次的機率）為 3.0%，女性則是 6.9%，比男性高了 2 倍。而這種趨勢不只在韓國出現，世界衛生組織（World Health Organization, WHO）2017 年出版的報告「憂鬱症與其他常見情緒疾病」（depression and other common mental disorders: global health estimates）中同樣指出，以全世界而言，女性（5.1％）相比男性（3.6％）更容易罹患憂鬱症。各位讀到這裡一定想問，女性到底為什麼比男性憂鬱呢？

　　韓國各大醫學院所使用的精神醫學教材中，大多將其原因歸咎於雌激素。女性和男性不同，女性擁有依荷爾蒙變化導致的月經週期，心情變化也更加劇烈。而以此為據，可以依女性的生涯週期將憂鬱症做更進一步的細分：經前症候群、產後憂鬱症、更年期症候群等等，女性人生中經歷憂鬱的時期可說是不勝枚舉。精神醫學教材裡將這些症狀各自命名為不同的「疾病」。某本教材對更年期憂鬱症患者的敘述是「發病前個性較強勢、有良心、不夠圓融、責任感強、性格急躁

且敏感」。[4]

　　中年女性是為受憂鬱症所苦而最常造訪醫院的族群之一。想像一位遭受家庭暴力，或者為家庭照護工作及低收入工作所苦的中年女子。假如她去醫院諮商自己的憂鬱症狀，醫生十之八九會指出她正經歷了因雌激素急速變化導致的停經期。「我會開藥給您，早晚吃，而且要多吃黃豆和石榴等含有豐富雌激素的食物，也要常曬太陽、持續運動喔。」那到了下次約診時憂鬱症狀還是沒有解除怎麼辦？那就是患者自己沒有盡到治療義務的問題了。

　　把女性憂鬱的原因侷限在雌激素的影響，這種說法就是在消除經歷憂鬱情緒的女性們的具體社會文化脈絡。把女性變成不擅情緒管理的弱勢存在，使女性很難去釐清醫學解釋以外圍繞著自己痛苦的背後原因。但世上真的存在毫無來由的痛苦嗎？

　　不同於女性憂鬱，男性憂鬱的主要原因在精神醫學教材中則被解釋成社會文化的因素。不只女性，男性也有性荷爾蒙，也會經驗特定的生命週期，但睪固酮卻沒有成為診斷男性精神疾病時的主要基準。這是因為醫學中的標準是「男性的身體」。在男性的身體成為標準時，痛苦的、病理的、非正常的東西就必須是位於男性身體之外的東西。因此說明憂

鬱等病理狀態時，不會去探究男性「正常的」身體，而是往使他們受苦的外部原因，也就是社會文化的條件等去尋找答案。另一方面，女性憂鬱的原因卻被認為是來自於女性「不正常」的體內。也就是說女性之所以會受到這樣的痛苦，是「天生的」。

為什麼女性常見病症的病因，總是被講得和女體有關，其中又特別和性荷爾蒙等與性器官相關的東西有關呢。我認為是以男性為基準建立醫學知識的人們在分析女性和男性的差異時，沒有考慮到圍繞著他們的整體社會、文化、經濟條件，只以性器官為主去思考的關係。男性知識分子把性器官理解為組成女性本質的因子中最重要的部分。

這也是探討憂鬱症狀的醫學報導中層出不窮的偏見之一。例如標題為「每次夫妻吵架後月經就來了？」[5]的一篇報導便提到女性的憂鬱情況經常與月經、懷孕等生殖能力相關，然而報導中卻表示男性憂鬱是因為「職場壓力比過去嚴重」，還有「隨著女性地位提高，男性的地位受到壓迫」等關係。[6]如果說中年女子的憂鬱跟停經有關，那麼中年男子的憂鬱就是男人們在隱隱期待著「有威嚴的父親」的社會中「不熟悉怎麼表現自己」，因而「被肩上背負的重擔強壓」所導致的。[7]像這樣的報導真的多如牛毛。

我的意思不是要比較誰更痛苦，當然男性也會憂鬱。也可能是因為憂鬱症本身是以女性症狀為主去判定的疾病，所以男性憂鬱症患者的情況較不被彰顯，而女性憂鬱症患者的情況則被過度加工（請參見第3章〈治療〉）。

　　然而我想呼籲各位關注的是，為什麼偏偏在分析女性疾病時，跟說明男性疾病的時候比起來，會更去探討生物學上的原因呢？女性跟男性不同的地方不只性器官而已，女性還比男性更貧窮、更處在不安定的勞動環境之中。女性歷經懷孕生產、單親扶養等困難，而後被社會孤立、無法重返職場的例子也很常見。還有跟男性比起來，女性必須維持年輕貌美的外貌壓力沉重許多，也經常處在性暴力及家庭暴力的威脅之下。若不去考慮在特定歷史、文化及社會中女性所擁有的具體經驗，只單純往女性荷爾蒙的方向尋求原因的話，就不可能徹底了解女性憂鬱症，以及其他女性患者較多的許多疾病。

是生病？還是心病？

　　我訪問過的受訪者中，幾乎每個人出現憂鬱症狀的同時都伴隨著身體上的症狀。胸悶、心悸、頭痛、身體顫抖等，

症狀也各不相同。雖說是憂鬱症，但他們經歷的並不只是精神疾病，也不確定是哪邊先開始的，是身體不舒服後導致憂鬱，還是憂鬱導致身體出現問題的呢？

　　我在 2019 年 10 月認識了草莓，她的牙齒問題非常嚴重。因為她有緊咬牙根的習慣導致神經受傷，據說目前所有的門牙都正在接受治療當中。草莓是從 2017 年開始造訪精神科門診的。精神科的藥不只能處理憂鬱和焦慮，對身體症狀也有效果。草莓說：「身體的症狀和憂鬱症絕對有一部分會互相影響。會發生陣發性心跳過速，也會像更年期症狀一樣身體忽冷忽熱，甚至每秒都在變動，身體也會忽然受驚顫抖。因為搞不清楚原因，也不知道何時會結束，就變得更焦慮、更憂鬱了。草莓說：

　　「身體的症狀和憂鬱症絕對有一部分會互相影響。會發生陣發性心跳過速，也會像更年期症狀一樣身體忽冷忽熱，甚至每秒都在變動，身體也會忽然受驚顫抖。因為搞不清楚原因，也不知道何時會結束，就變得更焦慮、更憂鬱了。然後身體的痛苦就變得更加嚴重。」

　　精神疾病和身體疾病的界線並不分明。身體病痛可能是

由精神疾病所引起，而精神疾病也可能引發身體出現症狀。或許這樣的二分法一開始就是不對的。草莓也表示這樣的混亂使得她自我檢討和焦慮的情況日漸嚴重。

面對憂鬱症時，還有另一點不可以掉以輕心，就是憂鬱或焦慮等精神上的痛苦很可能不是疾病的原因，而是結果。因為得不到確切的診斷病名，草莓在受盡折磨時感受到憂鬱及焦慮逐漸擴大，才讓她往精神科門診尋求解法。其實如果得了無人知曉原因的慢性身體疾病，想不憂鬱反而更加困難。

如果只把憂鬱症狀當成疾病的原因而非結果，就會更難找到痛苦來源的病症，更不可能加以研究。纖維肌痛、多發性硬化症等醫學上難以解釋的疾病之所以如此難以診斷，也是這個原因。甚至有意見指出被診斷為憂鬱症的女性患者有30～50％都是誤診。[8] 確切的診斷越晚出來，病人每多去醫院一次，就會變得更衰老而病重。

鄭汝珍（音）精神健康醫學專科醫師告訴我：「為懷疑自己是恐慌發作或身心症（指精神問題導致身體出現病症的障礙）前來就醫的病人們診療時，常常會發現他們除了症狀和典型的恐慌發作或身心症不同，在心電圖等檢查中還會發現有用的意見，最後把病人轉去內科或神經科的情況。」她還表示「對於女性和老人，臨床醫師們比較傾向會認為他們

並非身體疾病，而是精神上的問題。」

　　要確認生病的人所訴說的病痛究竟是源於身體，或由心（那個心到底又在哪裡呢？）而生，必定是件非常困難的事。但至少我們有必要疑問，為什麼醫學上如此難以診斷的疾病，偏偏就是女性、老人、貧困階層的患者來得更多呢。瑪雅‧杜森貝里（Maya Dusenbery）在《醫生為何不相信女人的話》（의사는 왜 여자의 말을 믿지 않는가，2019，Hanmunhwa 出版）中提到：「女性和社會貧困階層的人之所以會出現更多醫學上無法說明的症狀，大概是因為醫學對探究這些族群的症狀沒有興趣吧」。[9]

瘋女人的歷史

　　身體型疾患（somatoform disorder，又稱身心症）是一種經常伴隨憂鬱症發生的障礙。身心症意為精神上的困難被表現為身體症狀而外顯，被定義為不具有器質性 * 病理，或身體醫學上無法給出確切解釋的疾病。即人們內在的不滿及糾

---

*　指器官或組織出現可見（肉眼或顯微鏡）的病理變化，如腫瘤、傷口、萎縮等，與其相對詞彙為「功能性」。

結無法順利消解時，最後轉化為身體症狀。韓國最有名的文化症候群—「火病＊」，就是最具代表性的身心症之一。

身心症好發於女性、貧困階層、鄉下人等社會邊緣人士的身上，而大部分患者都是女性。身心症這個疾病有許多問題，第一是許多患者會被描繪得非常負面，這是是由根深蒂固的女性厭惡史—瘋女人的歷史—所刻劃而成的一種疾病。

首先，身心症建立於過去被稱為歇斯底里症（hysteria）的病症之上，就是我們常說的那個「歇斯底里」沒錯。「hysteria」源自希臘語的「子宮」（hystera），意為子宮的移動。似乎是認為女性之所以展現出瘋狂的模樣，是因為子宮在體內擾動的關係。

這種觀點早在西元前就已經開始了，最久遠的紀錄甚至不是普通的紙，而是在莎草紙（！）上發現的。紀於西元前 1900 年左右的拉罕（Kahun）紙莎草卷，以及紀於西元前 1600 年左右的埃伯斯紙莎草卷等埃及古代文獻中，便留下了當時將出現癱瘓症狀、表示有身體痛症卻找不出原因的女性疾病診斷為「子宮飢餓」的內容。而治療方式則是在女性的生殖器官附近擺放有臭味的物質、讓她們吃下散發惡臭的藥

＊　指因煩心事導致胸悶氣結，積鬱成疾的朝鮮文化專有的精神疾病。

草或者嗅聞其臭味，使子宮回到原本的位置。[10]

　　古希臘時代也同樣有著類似的看法。被稱為西洋醫學之父的希波克拉底（Hippocrates）在西元前 400 年前寫的《希波克拉底全集》中，將其解釋為「子宮引起的窒息」。[11]

　　另一方面，13 ～ 15 世紀中期的基督教世界觀中，卻認為歇斯底里症是女巫或撒旦所引起的。既然歇斯底里症的起因不同，治療法也有所變化。因為這是由病人自身的邪惡與罪孽所導致的疾病，所以不是求醫而是去教會處理，在教會透過祈禱與驅除惡靈的驅魔儀式治療病人。文藝復興時期，許多歇斯底里症患者被當成女巫，遭到嚴刑拷打後處死。[12]1973 年上映的〈大法師〉是小女孩被惡魔附身後出現可怕舉止的知名恐怖電影。最讓我印象深刻，也是最家喻戶曉的一幕，便是小女孩倒著身體用四隻手腳爬下樓梯的片段。考慮到歇斯底里症的歷史，她搞不好是遭受虐待，得到嚴重憂鬱症的兒童患者也說不定。總之對於醫師、知識分子、神職人員等由男性組成，象徵理性世界觀秩序的人們而言，歇斯底里症患者似乎是極為困擾又令人懼怕的存在。美國科學史學家馬克・米凱爾（Mark S. Micale）也曾用「對在相反性別上發現的不可思議而難以承受的一切，男性所給予的極醫學性隱喻」來說明歇斯底里症。[13]

到了 16 ～ 17 世紀，人們對於歇斯底里症的認知開始出現了些許變化。而在 19 世紀的精神分析學潮流中，歇斯底里症變得極受重視。歇斯底里症患者們會出現焦慮、失眠、呼吸困難、癱瘓、失語症、抽搐等症狀，而治療法則有與丈夫規律發生性關係、懷孕、生育、性高潮、休息等方法。精神分析學家們記錄了許多歇斯底里症的案例。對於野心勃勃的男性知識分子們而言，這些患者是他們未知的分析對象，或者說是奇特的觀察對象。

法國神經學家讓馬丁·夏柯（Jean-Martin Charcot）被認為是第一位正式對歇斯底里症進行研究的學者，他把原為收容所（原本收容了不幸中最不幸的一群人）的法國硝石庫精神病院（Pitié Salpêtrière）轉換為近代科學的殿堂，想在此以科學方式治療病人，並在這個目標下創立了「精神醫學」這門新的學問。為了一探他的研究，許多知名學者如皮埃爾·簡耐特（Pierre Janet）、西格蒙德·佛洛伊德（Sigmund Freud）等人紛紛造訪這裡。在夏柯的研究問世之前，患有歇斯底里症的女性大多被當成裝病，或者接受催眠及薩滿信仰等方式作為治療。夏柯把歇斯底里症的研究從魔幻世界拉到了近代的科學世界。

夏柯的研究也相當受到大眾歡迎。他每週二都會開課，

公開展示年輕的女性病人，並作生動的示範演出，這些示範甚至會請來實際的演員，夏柯雖然關注女性歇斯底里症患者的症狀，但對她們的人生則不太關心。以下是他課程紀錄的一部分。

夏柯：我們再按一次歇斯底里症的起源點。（男性工作人員觸碰患者的卵巢附近。）再一次。大致上來說他們雖然有可能會咬到舌頭，但也不是那麼常見。請看一下這個弓形的背，這是教科書上也常出現的現象。

患者：「媽媽，我好害怕。」

夏柯：「請注意一下這樣的情緒爆發，如果我們放任不管的話就可能會再導致發作……」

（患者再次尖叫，「媽媽！」）

夏柯：「再來聽聽這個尖叫，明明什麼事都沒有，這可以說是過度的噪音了。」[14]

1896 年，西格蒙德‧佛洛伊德發表一篇名為「歇斯底里症的病因學」（The Aetiology of Hysteria）的論文。親自與幾位患有歇斯底里症的女性病人面談之後，佛洛伊德得出了結論—兒童期遭受性虐待的創傷會引起歇斯底里症。因此治

療方式也應該以「擺脫這種經驗所帶來的影響」為主。然而佛洛伊德之後卻修正了自己的理論。為什麼呢？因為過去歇斯底里症對女性而言是很普及的疾病。假如女性病人所言全部屬實，那麼當時活躍於歐洲中產階級社會的無數男性知識分子，就都會成為加害人了。這是絕對不被接受的事實。佛洛伊德於 1905 年修正了自己的歇斯底里症理論，表示歇斯底里症患者們在兒童期間壓抑性慾望的過程中，想像出遭受性虐待的經歷，他們的經歷是憑空想像的。[15]

　　一位名叫「朵拉」（Dora）的女患者案例中明確顯現出以上的變化。朵拉的父親把只有十幾歲的朵拉當成朋友之間的性愛玩具，而佛洛伊德不接受朵拉傾瀉而出的憤怒與受辱感，只把這樣的暴力事件當成是為了滿足朵拉的慾望、為了探索朵拉性方面的癖好而發生的。佛洛伊德堅持這樣的論點，使朵拉最後放棄了治療。佛洛伊德的追隨者們對於不接受他解析的朵拉有許多不滿[16]。在這之後的很久一段時間，女性患者們都只能成為奚落的對象，或被強迫保持沉默。

　　我想像了站在包含佛洛伊德在內的男性治療師面前，艱難地吐露自己經驗的女子們。想像了她們的憤怒、委屈和羞恥之情。我想向她們致敬。我相信她們的話。

歇斯底里，女性貶抑的歷史

　　進入 20 世紀以後，歇斯底里症為憂鬱症或焦慮症等新的病名讓出了原本的位子。實際上患者的案例也減少了，但原因並不明確。1980 年 DSM 第三版發行之後，歇斯底里症便從官方病名中被剔除。DSM（Diagnostic and Statistical Manual of Mental Disorders，精神疾病診斷準則手冊）是美國精神醫學學會（American Psychiatric Association, APA）所製作的診斷守則，對於全世界精神科是聖經般的存在。

　　美國精神醫學學會以「歇斯底里症」等詞語會造成概念混亂為由，將其重新命名為「身心症」。[17]

　　雖然已經不是正式官方病名，但精神醫學界仍然存在著「歇斯底里症」。世上仍然留存著認為女性患者是「無中生有，神經質地裝病的女人」、「舉止怪異的女人」的觀點。前面也有提過，女性憂鬱症患者會出現身體狀況等各種症狀，而症狀很多時候並非一致。因此女性憂鬱症患者被認為比男性憂鬱症患者更難治療，甚至會被描繪成為了扮演病人的角色裝病、逛醫生（doctor shopping）的患者。

　　精神醫學教材中提到「身心症」時，有個必定會出現的詞彙—「病人角色」（sick role）—因為患有身心症，女性得

到可以行使病人角色的權力，而藉此得到利益。這時的利益又區分為主要收穫（primary gain）及附帶收穫（secondary gain）。主要收穫指因為身體症狀的關係，可以不去意識到內心的痛苦；附帶收穫則是手臂無力或無法言語等病狀，可以使患者免去一些困擾，進而從周圍得到關心或保護。

精神醫學教材中說明患有身心症的病人們必定能透過身體症狀得到某些東西，並指出證據就是病人們對於自己的身體症狀展現出「愉悅的漠視」（La belle indifférence）。[18]「愉悅的漠視」指的是患者對於自己的症狀表現出漠不關心的態度，經常出現在歇斯底里症患者身上。

患有此症的病人因為病因看似出自身體，於是重複做了許多沒有必要的檢查。就算聽到醫生說「沒有檢查出任何問題」也無法安心，會持續指控症狀發生，轉診至其他醫生或有名的醫院，出現逛醫生等異常患病行為（abnormal illness behavior）。而患者的動機，很多時候是想透過病人的角色擺脫在學業或職場上面臨的困難和日常義務。[19]

病人們因此對醫生抱有過度期待，或甚至抱持相反的懷疑態度，導致醫病關係無法和諧，於是中斷治療的例子

非常多。進而造成病人們在多位醫生間轉診或轉院的情況也很多。[20]

一般來說壓抑性衝動、攻擊性衝動，以及壓抑本能上的衝動和表現，會是病症出現的原因。被壓抑的欲求轉換為身體症狀，被象徵性地表現出來。患者並不曉得症狀的意義。因為那是一種無意識的過程。

患者透過身體症狀得到能忽略內心衝突的利益（主要收穫），並且因為手臂無力或無法言語等症狀，得以避免一些困擾的情況（費力的事或言語衝突等），進而可以從周圍獲得關心或保護（附帶收穫）。就算已經到了嚴重喪失機能的地步，在部分患者身上仍可以觀察到他們對自己喪失機能並不擔心，表現出無所謂的態度。（中略）患者的性格很多時候是戲劇化、依賴心強，自我中心且容易受到暗示，或者在性方面不夠成熟。[21]

身心症患者被描述成抗壓性很低、不曉得如何適當排解壓力，於是想透過生病滿足自我需求的人。教科書中還提到為身心症患者看診需要經歷各種器官，會出現各式各樣的身體症狀，很難找到病因。而患者對症狀的表現也不一致，會過度戲劇化或放大症狀，用各種方式進行陳述。

特定症狀有頭痛、暈眩、嗜睡、反胃、嘔吐、腹痛、消化不良、腹瀉、便祕、呼吸障礙、心室頻脈、性功能障礙、月經失調、肌筋膜疼痛等。這些症狀很難找到器質性的病因，就算有症狀表現也不具一致性。患者會過度戲劇化或放大症狀，用各種方式說明。又常被稱為「神經性」腸胃疾病（功能性腸胃疾病）或心臟「神經」官能症等病名。

患者個性方面，常見傾向大量裸露身體、具誘惑性、自私、依賴心重等歇斯底里的性格特徵。他們不僅容易依賴、自私自利、希望被崇拜，甚至會想要操縱他人，因此也有嚴重的人際關係障礙。

焦慮、憂鬱症及反社會障礙也會同時與身心症症狀一起出現。患者甚至會宣稱要自殺藉以威脅周圍的人，不過實際自殺的案例並不常見。[22]

　　像這樣性別差異明顯，容易罹患身心症的一群人會是誰呢。精神醫學教材中認為女性患者之所以多，是因為「身心症的症狀基準有懷孕、月經等，女性化的項目較多」的關係[23]。另外還說明了身心症之所以普遍常見於「社會底層、農村居民、低學歷族群、智力較低的族群」身上，則是因為

他們「所受的壓力層級較高，且處理壓力的能力不足」。[24]

　　一開始在精神醫學教材中讀到這些內容時，我其實是不相信的。隨著時間演進，精神醫學的眾多教材也歷經了多次改版，雖然有部分歧視的內容被刪去，但針對女性或少數族群的歧視，仍有不少被留了下來。再想到我遇見的許多醫師，都是學了像這樣的內容後開始行醫看診的，更覺得難受而心生恐懼。

　　聽到我的病情，他們是怎麼想的呢？我被斷定成不足以處理壓力的人嗎？

　　痛苦無法化為言語表達的時候，痛便會加深。身心症之所以更常出現在女性、社會底層、農村居民、低學歷族群、智力較低的族群身上，不是因為他們管控壓力的能力不夠，而是因為他們的痛苦無法完整化為語言，無法被主流學問談論的關係。知識的基礎是要了解自身。尤其是要去了解自己立足在社會中的哪一個位置。我熟悉的知識是什麼，而那些知識從何而來，還有，我敘述的事實如果對特定的族群更有號召力的話，也必須去回顧原因為何。倘若使用某些知識說明其他族群的痛苦時連續失敗，就必須捫心自問：這個知識現在是在為誰服務呢？

沒有人相信的痛苦

女性的痛苦被視為裝病的歷史便是如此悠久。更令人惋惜的是，患者們因自身的痛苦一直沒辦法得到認同，甚至變得連自己都無法相信自己的痛苦了。

北中淳子《日本的憂鬱症》中的性別章節特別讓人感到悲傷，作者在這一章裡比較了男性憂鬱症患者和女性憂鬱症患者在診療室中的經歷。

男性患者可以透過面談與醫生一起塑造出「這樣的痛苦之於我的人生有什麼意義」的「大敘事」（Master narrative），且敘事的脈絡清晰、具有一貫性；相對地女性患者則沒有所謂的「大敘事」。

北中淳子從中指出了三個問題。第一是女性的痛苦在社會、醫學上並未被具體認知。第二是醫病關係的不信任。男性醫師對女性患者的故事無法共感的時候，便會產生不信任；還有醫師過於介入，導致女性患者過度仰賴男性醫師的時候也會發生。第三，患者因此變得難以分析憂鬱在自己的人生中代表何種意義。結果就是不斷地懷疑自己的痛苦和經驗真實與否，有時會認為自己的憂鬱並不是真的，而是自己為了逃離特定狀況所編造出來的情緒。

北中淳子批評，其中一部分也是因為醫生們很熟悉男性憂鬱症患者的「大敘事」——所謂的社會壓力、身為男性一家之主的責任感、過勞等等，於是會將女性的憂鬱視為是「假的憂鬱」。

　　比起引發痛苦的事件本身，我認為反倒是因為不被認同的這一連串過程一再反覆，才使得女性患者的痛苦越發嚴重。明明很痛卻無法喊痛的時候、受了傷卻不能說自己受傷的時候、我所經歷的痛苦無法與他人連結的時候——苦痛便會加深。就算自我否定，問題也會從身體上浮現，動搖患者的日常和人生。

　　世上存在著無數痛苦，但這個世界只會選擇其中某些進行認知和感受。歷史上存在著總是被嘲諷，或者被強迫必須噤聲的痛苦。還有總是被歸類成無病呻吟的痛苦。怎樣的痛才讓我們覺得更痛呢？而怎樣的痛更讓人起疑呢？包含我自身的痛，都讓我必須提出這個問題才行。我，還有那些和我一樣的人，有必要好好回頭檢視我們的痛苦是如何被對待的。

　　斯維拉娜・亞歷塞維奇（Svetlana Alexievich）在《戰爭沒有女人的臉》（전쟁은 여자의 얼굴을 하지 않았다，2015，Munhakdongne 出版）中講述了以下內容：

但為什麼？我問自己好幾次。為什麼女人們明明在絕對的男人世界中堂堂正正地佔據著位子，卻沒辦法守護自己的歷史到最後呢？為何無法守住自己的語言和情緒呢？女人們不了解自己。被另外一個世界完全掩蓋了痕跡。[25]

為了傳達我所發現的痛苦的真相，我對這些文字非常執著。這也是為了守護我們的歷史。為了在那些叫我們不要無病呻吟、說一些「哪有比你們活得更輕鬆的世代啊」，然後問我們「你們懂什麼是貧窮、什麼是戰爭、什麼是民主化運動嗎？」的人面前，守護好我們自己。

為了重新記錄所謂的痛苦，想成為那第一個擁護者，我寫了這本書。而我們必須先從相信自己的痛苦開始才行。

第二章

診斷

好像被憂鬱症
這個單字
吞噬了

我第一次造訪精神科是在 2016 年 12 月。2020 年研究所畢業後，因為轉院需要而有機會拿到診療紀錄，那是我第一次透過文件看到醫師的診斷。上面寫著：

Impression: biopolar II disorder, current depressed
（推定診斷為：第二型雙極性疾患，現為憂鬱狀態）

雙極性疾患是常被稱為躁鬱症的情緒障礙疾病，依躁症期與憂鬱症狀的狀況不同而有不同分類。第一型雙極性疾患是出現躁症及嚴重憂鬱的類型，而我被推定診斷（醫師以患者陳述之症狀為基礎所推定的診斷）出的第二型雙極性疾患，則是出現輕躁症及嚴重憂鬱的類型。我並沒有出現足以被診斷為躁症發作的嚴重躁症症狀。

對於醫生推定診斷我是躁鬱症這件事，其實我並沒有太驚訝。雖然過去就診的時候沒有得到確切的診斷，但從醫生開給我的處方藥種類，就可以大概了解我的狀態。包含我在內的許多病人，都是像這樣靠著搜尋藥名進行自我推定診斷的。醫師開給我的是最具代表性的躁鬱症治療藥物—鋰鹽和具有強烈安眠效果的佐沛眠（Zolpidem）。

比起診斷病名，更烙印在我心中的是下面這條紀錄。

情緒不符。相較於內在的憂鬱，表情過於開朗並保持過度的社會性微笑。

我想起來了。我在幾個月以前飽受持續失眠、憂鬱和焦慮所苦，抱著疲憊的心情造訪了精神科診療室，那時候也本能地把笑容擠在臉上。因為怕我的情緒狀態在陌生人面前會讓對方感到不適，感到焦躁不已。而這樣的不一致居然病態到足以被寫在診療紀錄上，這個事實讓我既震驚又感到莫名羞恥。

不知道該不該說是多虧了「過度的社會性微笑」，在我狀態最糟的時候，也很少被人發現。我只在家人和戀人面前無法徹底隱瞞日常生活，所以唯有他們才看出了我不正常的亢奮和消沉。但情緒的起伏究竟要到什麼程度才算是「不正常」呢？人類畢竟只能經驗各自的情緒才對吧。

人憂鬱的時候，連周圍環境都是憂鬱的。青少年自殺事件頻仍的原因，大多是家庭出了問題。我第一次前往醫院就診，是在首爾江南站 10 號出口發生女性目標殺人事件後，我開始參與女性運動組織「Femidangdang」的時候。那年冬天，在現在廣為人知的「me too 運動」之前，以推特為中心展開了「○○ ＿ 我 ＿ 性暴力」的 hashtag 運動。各領域接二連三

地出現遭受性暴力事件的女性站出來發聲。每天晚上讀著發到社群軟體的性暴力控訴文，讓我無法成眠。想到那些遭受性暴力的經歷就很難過，而就在離我這麼近的地方，我竟然不知道我的朋友或同事正在受苦，更令人難受。我感覺自己是一個旁觀者。而且……竟然有這麼多女子在人生中經歷了同樣的痛苦？

失眠持續了幾個月，而我變得難以在日常生活裡維持神智清醒。越來越常因為離不開床，一天就這樣虛度光陰。後來我開始具體想像自殺的情景，為了以防萬一，我便把房裡所有尖銳的東西通通清掉。有一天我翻開一本書，卻沒辦法閱讀。不停反覆看著同一句話，卻完全看不懂。居然沒辦法看書了嗎？那意味著我已經不再是我了。於是我第一次去了醫院。

從第一次造訪醫院的 2021 年 8 月到現在，我每天都會吃藥。早上吃抗憂鬱劑威克倦（Wellbutrin）150mg，晚上吃抗躁症藥物碳酸鋰 300mg，一吃就是 4 年。最近（尤其是開始寫這本書以後）我的狀況變得比較好，所以正在停吃抗憂鬱劑中。

我在醫院的經驗並不算太好，以下是我聽過的一些話。

「（在我說完和戀愛有關的煩惱之後）焦慮症患者也很

容易離婚喔。」

　「到目前為止的人生感覺就像坐雲霄飛車一樣對吧？如果不吃藥的話以後也會那樣喔。」

　不過因為一個病名就被總結了至今的人生。對方用覺得可憐的目光看著我的樣子也令人厭煩。我換了好幾個醫生，經歷了許多試誤後才找到了現在的這位醫生。

　病名具有很大的力量，且非常有說服力。躁鬱症這個病名大大影響了我對自己的理解。從前以為是自然的情緒流動，但看完醫生之後開始會和躁鬱症的症狀作對照了。狀況好的時候，我還會煩惱這究竟是「正常的」情緒，還是藥物製造出來的「人為的」情緒。老是會去查一些「躁鬱症發展成思覺失調症」、「用自殺結束生命」、「治癒後復發」等躁鬱症相關的案例，拿統計數據為自己的未來算命。我真的瘋了嗎？

　痛苦的來龍去脈在診療室裡被刪除了。在那裡重要的不是憂鬱的原因，而是憂鬱的症狀。治療的目標不在於找出痛苦的根源後嘗試解除，而是緩和症狀。然而只要根源不解除，憂鬱就很難完全消失。光靠診斷和治療是不夠的。

　也就是說……雖然我需要治療，但我不想把解釋人生的權利讓給任何人。不管是在精神科聽到的，還是在心理諮商

時聽到的，我都希望把那些話語留在判斷的層面就好。我難道只能當一個憂鬱的瘋子嗎。我不想為了同理別人的痛苦、為了跟他們站在一起，而把生病的事當成我脆弱的證據。更重要的是我並沒有拚命努力與其戰鬥。總之不就這樣子活下來了嗎。

在那之後，我大概有 5 年都在埋頭研究憂鬱症，以及更進一步的精神疾病相關主題。我改了碩士論文的題目，研究定義並測定憂鬱症的知識如何形成，也和數十位跟我一樣的人見面進行訪談。這些文字就是因為完全無法滿足於「躁鬱症」這個診斷病名，而由我自己重新寫下的故事，是我努力不讓自己的權利被搶走所留下的痕跡。

依理解方式不同而不一樣的世界

雖然我是在 2016 年，二十六歲時得到了躁鬱症的診斷結果，但憂鬱則從我很小的時候就開始與我同行了。只是我的症狀被賦予「憂鬱症」之名的時間點是 2016 年而已。女性受訪者們大部分都會說這種話，而我也是，記憶中我的第一個瞬間也非常憂鬱。

我小時候經歷過的不只是憂鬱。還有自殺的念頭、焦慮、

恐慌、輕躁症，甚至出現過幻覺，只不過每個時期為其命名的方式不一樣罷了。回過頭來看，小時候的我並沒有辦法明確區分身體和心靈，或分辨感受和思考到的東西有何差別。無法區分現實和想像的差異，懵懵懂懂的。我也有好幾次任憑思緒發展為實際的感覺，而不只是停留在思考的層面。我到現在都還記得那時我腦海中認知的世界所製造出來的，那陌生而恐怖的感覺。

　　小時候我常常看到鬼。六歲左右的時候，只要是打雷閃電下大雨的日子，我就會看見一群敲著玄關門，喊人開門的陰間使者。他們的樣子看起來跟〈傳說的故鄉〉*裡出現的陰間使者一模一樣。如果告訴媽媽陰間使者一直在敲我們家的門，媽媽就會跟我說那只是風雨使得大門震動而已。在我看來明明就是陰間使者。這到底算是真的，還是假的經驗呢？

　　我長久以來一直以為兒童時期看見鬼的記憶是假的，不久前問了媽媽相關的事，媽媽也說她記得。她還說那時我常常黏著姨婆，所以總是說一些奇怪的話。姨婆是小時候照顧我和哥哥的人，對我更是特別寵愛。而姨婆是韓國的傳統女

---

* 　傳說的故鄉：傳說的故鄉是韓國 KBS 電視台播出的系列單元劇，以神妙精怪的鬼故事為主軸。

巫（巫堂）。因為我老是說我看到鬼，媽媽就把姨婆和我拆散了。因為她擔心姨婆的「神氣」*會傳到我身上。

我不是要主張世上真的存在鬼魂，

或者薩滿信仰值得信仰。我對世上有沒有鬼、我的幻聽是真是假、甚至去區分精神疾病是不是真正的疾病都沒有興趣。我只關心人們面對痛苦、恐怖，以及混亂的時候，該用怎樣的方式去排解而已。我想要細細端詳人們理解這個世界的方式，以及實際上以不同方式存在（而非再現）的世界之間有怎樣的關係。

過去的日常生活中，有時會有突如其來感到瘋狂焦慮的時候。明明什麼事都沒有發生，卻覺得非常恐懼。感覺呼吸困難，好像快要死了。這樣的恐懼周而復始地襲來。我當時年紀太小，並不知道那恐懼意味著什麼。所以就把小孩子能想到的理由都配了上去。

「貼在桌上的貼紙好像要掉下來了⋯⋯」

「昨天學的除法好可怕，都除不完，數字一直重複⋯⋯」

這種恐怖的感覺實在過於強烈，讓我久久無法忘懷那時的記憶。

---

* 指能感應鬼神、與其溝通的能力，類似通靈能力。

但我對於恐懼的解釋，則是每個人生時期都不太一樣。在我認真上教會的那段時間，我得到的結論是過去想的都是錯的。那些體驗都來自撒旦。我跟教會的人講這些事，他們便為我說明恐懼的意義，而我接受了。再長大一點之後，比起教會，我更信賴的是書本裡的內容。上大學後，我開始對精神醫學感興趣，看了許多書之後，把自己的症狀貼上了「恐慌發作」的標籤。

那種恐懼究竟是什麼？珍惜貼紙的心意嗎？或是無理數給人一種對無限的恐懼呢？還是罕見的兒童期恐慌症呢？這之中哪個才能被稱為真正的經驗呢？不，這種區分真的有意義嗎？

經歷一連串事件後，我感受到的正是如此。解釋痛苦的方式，會根據一個人擁有的文化、知識資源而有所不同。而最終如何表現痛苦，同樣也會受家人、學校、媒體等日常生活中我們所接收到的各種概念影響。我六歲時的恐懼與焦慮，是受到〈傳說的故鄉〉這個節目的影響，以鬼魂或陰間使者的模樣出現。而媽媽用她對巫教信仰的知識為基礎分析我的經驗。教會的人則用從聖經出發的基督教世界觀接納我的經驗。人們會不知不覺以自己內在的世界觀為基礎，對經驗做出自我分析。這種世界觀不只停留在認知的層面，還會延伸

成實際的感覺。看見鬼魂、看見撒旦、聽見主的聲音等等。這些經驗比一切事物都更生動而真實地存在著。這世界不只以人們各自不同的理解方式被認知，實際上也以不同的方式存在著。

　　為了理解自己感受到的不安和恐懼，一直以來我不斷尋找各種資源，並以它們為基礎重新解釋我的經驗。而我的世界每每因此崩毀，又再重新被建立。這些經驗告訴我，無論面對多麼強大的價值觀（世界觀），總是會有可以重新檢視的餘地。被一個人篤信如命的信念，在另外一個世界也可能一文不值。儘管我在精神科就診，拿了處方藥，而且做了這麼多相關研究，自己也深受幫助，但我之所以沒有全盤接受這些說明方式，可以保持一點距離觀望的原因，正是多虧了以往渾沌的時光。儘管把原本堅固的世界摧毀這件事，每次都還是非常令人害怕就是了。

各式各樣的文化症候群

　　區分不了幻想與現實，精神恍惚的人應該不只我一個。世上隨處可見人們無法區分身體與心靈，真實世界和想像中的世界相互交流，在精神及身體上同時出現症狀的情況。

常見於東南亞與中國南部地區的恐縮症（Koro），指的是男性擔心生殖器會逐漸縮小、縮入腹部，最後完全消失的一種極度恐懼與焦慮的狀態。患有恐縮症的病人，即使在親眼見證自己的生殖器官仍完好無缺後，仍會持續焦慮並向外哭訴。據說 1984 ～ 1985 年間，中國的 16 個城市裡甚至有 3000 多人集體發病的情況。[1,2]「Dhat 症候群」（dhat syndrome）則常見於印度及尼泊爾的南亞印度教文化圈，指的是認為自己的精液混入尿液流出而產生的焦慮狀態。甚至會因此導致無力、疲倦、陽痿、早洩等症狀。印度教文化圈認為精液是生命之液，因此精液隨時會漏出的想法為當事人帶來極度的恐懼與不安。

日本的「社交恐懼症」（對人恐怖症，taijin kyofusho）也是類似的例子。這種症狀經常出現在極度害怕造成他人困擾或不便的人身上。症狀有心跳加快、呼吸不順、身體發抖，進而致使恐慌發作。這種症候群的患者之中，還有許多人會害怕自己的身體散發令人不快的臭味。

韓國的火病也是，光看它的名稱「화병」（Hwabyeong），就知道它是只在韓國出現的特定疾病。火病又被稱為鬱火病，正如其名是因怒火被壓抑而生，並伴隨著失眠、疲勞、呼吸困難、胸痛等身體症狀。火病的特徵是越鄉下的地區、學歷

越低的族群，以及女性，便越容易出現相關症候群。

　　值得注意的是，這些症候群並非出自於一、兩人的錯覺，而是集體且有固定形式地出現。而且它們只在特定社會或文化圈中被認知，在其他文化圈中則不被認為是病症。目前全世界大多使用標準化的疾病分類方式，例如世界衛生組織的國際疾病與相關健康問題統計分類（the International statistical Classification of Diseases and related health problems，以下稱 ICD）。出現異常症狀時，不管在世界的哪個地方都能在這分類下診斷出同樣的疾病。至少在有制度的醫療體系下大致上是這樣。

　　精神疾病同樣也經歷了標準化的過程。美國精神醫學學會的 DSM 便是歷經標準化後最具代表性的疾病分類體制。DSM 在 1952 年第一次出版後，到現在發行的第 5 版之間經歷了多次改版，過程中也增添或刪減了各種疾病。DSM 被廣泛使用於診斷精神疾病，可說是全世界最具權威性的診斷標準。

　　收錄在 DSM 中的精神疾病，例如我們熟知的憂鬱症、躁鬱症、焦慮症、思覺失調症等，被認為普遍在全世界都會發生。但前面介紹的恐縮症、Dhat 症候群、社交恐懼症、火病等則不符合這樣的分類標準。所以 DSM 第 4 版將只出現在特定社會或文化圈的「文化結合症候群」（culture-bound syndrome）單獨做了分類與定義。而在 2013 年重新修訂的 DSM 第 5 版中，雖然有介紹一些文化症候群的例子，但跟韓國火病相關的內容則被刪除了。

極其美式的病，憂鬱症

每個文化用來解釋憂鬱症等精神痛苦的「解釋模型」都不盡相同，加拿大蒙特婁麥基爾大學社會與跨文化精神醫學系教授羅倫斯‧J‧克梅爾（Laurence J. Kirmayer），是一位對此特別關注的學者。克梅爾表示特定文化圈的信仰與故事

會將個人的關注帶向特定的情緒與症狀，同時遠離其他的感覺與症狀。例如在某個文化圈裡會把疾病相關的事情和腸胃不適或肌肉疼痛做連結，而相對在另一個文化圈則將疾病連結至其他類型的症狀，那麼該症狀就會被認為是合理的。因為這種解釋模型能創造出該文化圈中預期得到的疾病經驗，克梅爾主張對於憂鬱症等疾病的病因、症候及病程的堅信，具有自證預言的傾向。

現在的 DSM 裡，文化症候群就像微不足道的附錄般好不容易才擠了進去；比起火病，現在韓國年輕一輩的女性們也通常是藉由憂鬱症—這個美國製造的精神醫學解釋模型—去

理解自己的疾病。然而正如世上存在所謂的文化症候群，去思考每個文化用來解釋人們痛苦的模型都不盡相同這件事，依然是非常重要的。因為人們訴說的症狀本身有時候正好藏著線索，能幫助找出心理痛苦的原因。恐縮症和 Dhat 症候群，為什麼剛好是與男性生殖器和精液有關的焦慮症呢？火病或社交恐懼症等與人際關係相關的疾病，為何經常出現在女性身上呢？

　　人們在特定社會中控訴的痛苦，和該社會強制要求的正常性有關。去分析人們表達與解釋痛苦的方式，就可以探究人們的心理痛苦起因於何種脈絡。

　　克梅爾認為所謂「憂鬱症」的診斷，也是很美式、很獨特的一種型態。他指出把痛苦的情緒與感覺欣然公布在陌生人面前，傾向把心靈的痛苦當成醫療問題，只有美國人才會這樣。在其他文化中，大部分人對於內在的痛苦會想尋求道德上、社會上的意義，所以會去找群體內的長輩或精神指導者，而不會向群體外的醫師尋求幫助。韓國也一樣，有憂鬱症狀的女性中，年齡層越高的一輩就越容易去尋求朝鮮巫教信仰的幫助。尤其是認為去精神科求醫很困難，或者就算去了也因症狀沒有好轉而失望的人，便會更傾向仰賴巫教信仰。

　　來自美國的 DSM 改變了原本分類症狀的方式，在正常的

行動與狀態，和被認為是病態的部分之間重新劃下了分界線。顯示精神疾病─甚至是個人對於自我理解的信念─的確是可以從一個文化輸出至另一個文化的。我們經常認為疾病與人們的認知無關，獨立存在於世上，但如同前面探討過的，疾病的形成某種程度上來說是社會化的。就算症狀相同，在不同文化圈、不同時代，甚至講得具體一點，在醫學上科別的不同，都可能出現不一樣的診斷。而診斷內容不同，自然會導致出現不同的治療方式。

　　跟歇斯底里症或火病比起來，我的受訪者們，包括我自己反而都對憂鬱症、焦慮症等名詞更加熟悉。像這樣從美國傳來的大眾精神疾病的各種名字，到底能多精準地詮釋韓國女性們的痛苦呢？我們正在錯過的是什麼？

　　很多女性會把憂鬱和憤怒一起講出來，她們不說自己憂鬱，而是控訴自己的憤怒。憂鬱症的診斷標準中並沒有與憤怒相關的症狀。而又被稱為鬱火病的火病，則開始就是一種憂鬱同時包含著憤怒的疾病概念。透過火病去了解憂鬱症時，我們是否可以發現藏在憂鬱症之名底下，以前未曾察覺的部分呢？

　　在過去憂鬱與憤怒被當成火病的時候，當時的診斷體制或治療法其實似乎沒有辦法完整理解女性的人生，並提供解

決問題的線索。反而只是利用火病這樣的診斷，使陷入愁苦的女性們病理化而已。但我在此想指出的是，「憂鬱症」這個病名，並無法充分涵蓋韓國女性的情緒與症狀，以及她們所面臨的社會情況。以治療層面來說也一樣，比起獨自去尋求位於群體之外的陌生專家幫忙，人們更傾向在群體內部傾訴問題並解決。我們必須動員被賦予的各種資源，去分析痛苦、與彼此分享，充分學到更多東西。

憂鬱症自我檢測：超過 21 分就是憂鬱症？

歇斯底里症、火病等名詞現在不僅不常被使用，實際上的患者也大幅減少。取而代之的是憂鬱與焦慮等新的概念。韓國社會對於憂鬱症的關注也在過去 30 年間有了爆發性的成長。韓國國內全國發行的 11 種報紙中，有「憂鬱症」這個單字的報導從 1990 年的 39 件，成長至 2019 年的 3344 件，增加了 80 倍以上。[3]

自 2001 年以來，韓國保健福祉部每五年便會實施一次精神疾病現況流行病學調查。許多媒體報導會引用流行病學調查中的統計數據，對憂鬱症情況逐漸普及的現實表達憂慮，有時報導還會附上可供自我檢查的問卷型憂鬱檢測量表，幫

助讀者及早自我察覺憂鬱症狀況。這種檢測工具本身就具有「宣傳」憂鬱症的效果。[4]

　　透過網路搜尋等方式，也很容易就能取得憂鬱症自我檢測量表。尤其在媒體報導或地區性精神保健福祉中心網站的檢測中，CES-D（the Center for Epidemiologic Studies Depression Scale）是最常見的檢測量表之一。CES-D 是由「對平常不在意的小事感到痛苦或厭煩」、「睡眠品質不良」、「心情低落」等 20 個簡短的句子組成的量表，並以當事人過去一星期所經歷的症狀頻率分出「完全沒有／偶爾／有時候／經常」等四個階段。量測當事人有無憂鬱症狀及程度後，再以此為基礎算出 0 ～ 60 分的分數，以 16 分或 21 分等特定的分數為標準，判別憂鬱症狀的嚴重程度。

　　其實許多在精神上感到痛苦的人，都希望獲得可以解釋自己症狀的診斷名稱。對這些人來說，類似 CES-D 的精神疾病自我檢測量表非常有用。因為可以替自己的症狀加上一個名字。如果自認為是憂鬱症危險族群，就可以求醫，或者嘗試了解跟自己一樣疾病的人的相關統計數據。不僅適用於憂鬱症患者，對於有躁鬱症、自閉症，或各式人格障礙等精神疾病經驗的人也是一樣的。

　　要注意的是，光憑自我檢驗工具是無法決定一個人究竟

有沒有得到憂鬱症的。「有憂鬱症狀」和「患有憂鬱症」並不一樣。憂鬱症狀的量表是去評價接受評量的對象主觀認定的不適，而另一方面臨床診斷則是用嚴格的診斷基準，由醫師透過檢查與病歷做出診斷。因此如果用憂鬱症狀作為標準去診斷憂鬱症，就會使憂鬱症患者的人數反映得比實際數字更多。

常被用於自我檢測的 CES-D 是美國國家心理衛生研究院（the National Institute of Mental Health, NIMH）於 1971 年開發的簡易篩檢工具，開發目的是要以一般人群體為對象，進行憂鬱症候群（depressive symptomatology）的流行病學調查，並利用調查結果進行研究。[5] 換句話說，CES-D 是一種量測憂鬱症狀程度的工具，而非診斷憂鬱症的工具。那麼憂鬱症狀的程度為什麼需要被量測呢？這和抗憂鬱藥物的臨床實驗有關。（請參考〈第 3 章 治療〉）

1993 年將 CES-D 翻譯成韓文版的趙孟濟精神健康醫學專科醫師也表示「CES-D 本來就不是在臨床上被用來診斷憂鬱症的工具，無論受測者處在何種狀態，它都只是用來區分出憂鬱症狀而已，與其說是臨床診斷的簡易辨別，不如說它只是用來量測憂鬱狀態的程度而已。」並強調「因此本研究的結果並無法斷言此工具（CES-D）對於重鬱症的診斷是有辨

憂鬱症自我檢測（CES-D）

下列項目是針對您過去一週的狀態所作之描述，請選擇過去一週您是否有發生或經歷符合的情況，以及發生的頻率。

項目	完全沒有	偶爾	有時候	經常
1. 對平常不在意的小事感到痛苦或厭煩。				
2. 不想吃東西，沒有食慾。				
3. 不管誰來好像都無法讓我擺脫低落的情緒。				
4. 無論做什麼都覺得難以集中精神。				
5. 跟別人比起來我算過得不錯。				
6. 我非常憂鬱。				
7. 對所有事都覺得吃力。				
8. 覺得未來一片黯淡。				
9. 覺得自己到目前為止的人生是失敗的。				
10. 認為自己至少具有普通人的能力。				
11. 睡眠品質不良（或無法入睡）。				
12. 感到恐懼。				
13. 我跟平常比起來話變少了。				
14. 覺得世上好像只剩下自己般孤獨。				
15. 生活上沒有太大的不安。				
16. 覺得別人似乎對我很冷漠。				
17. 會突然哭出來。				
18. 內心憂愁。				
19. 覺得別人好像討厭自己。				
20. 完全不會有想做什麼的念頭。				
* 您還沒有答完所有的項目。			總分 0 分	

· 評估基準：20 分以下屬於正常範圍，21 分以上需要專業人員的諮商。

· 本評量使用了趙孟濟、金桂熙（音）〔1993〕於神經精神醫學會發表的 CES-D 量表，僅此告知。

* 圖 1. 為憂鬱症自我檢測工具（CES-D），冠岳區精神健康保健中心網站 (https://www.gwanakmaum.or.kr/self/self01.php)

別力的。」[6]

　　基準點的設定方面也有許多問題，如果要透過檢測決定罹患憂鬱症與否，基準點就必須存在。使用 CES-D 可以得到的分數在 0 ～ 60 分之間，而此時比較其與既存篩檢工具之間的關係，以及和實際臨床診斷間的關係之後，設定在最佳位置的基準點稱之為「最佳決斷點」（cut-off point）。最佳決斷點是一個在 0 ～ 60 分之間任意提供的基準點，依照位置在最佳決斷點前或後，來決定檢測對象是否罹患憂鬱症。

　　雖然每種檢測工具的最佳決斷點大致上都設定得很相近，但就算是同樣種類的檢測工具，也會隨著國家不同、研究目的不同而有所差異。〈圖 1〉雖然明確標示出 21 分以上需要專業人員的諮商，但在美國，CES-D 的最佳決斷點則普遍被設定在 16 分。[7] 意即 CES-D 分數拿到 18 分的人，在美國屬於憂鬱症危險族群，在韓國卻不在憂鬱症危險族群裡。[8]

　　簡而言之，自我檢測用的 CES-D 並不是用來診斷憂鬱症，而是拿來量測憂鬱症狀程度的工具。雖然 CES-D 等工具經常被介紹成「憂鬱症自我篩檢工具」但光憑這個並無法得知一個人究竟有沒有罹患憂鬱症。憂鬱症的診斷必須在充分和臨床醫師面談過後才能下結論，而如此慎重做出的診斷，也會隨時間過去或醫師不同而有所改變。憂鬱症自我檢測工具雖

然可以幫助找出潛在的憂鬱症危險族群，促使他們就醫，但同時也可能導致病人數量增加太多，或影響人們認知自己痛苦與本質的方式，在這個層面上是有危險的。因為精神疾病會對一個人的本質造成很大的影響。

所謂憂鬱症這種疾病的概念，以及診斷憂鬱症、量測憂鬱程度的基準便是如此受限的。儘管如此，憂鬱症的診斷對於病人本身仍有很大意義。因為可以為我說明我的痛苦；可以獲得資源，為我重新解釋我過去的記憶，並藉此讓我重新檢視自己。診斷，便是最有力的一種知識。

一項診斷，裝不完全部的情緒

診斷的領域很混亂。不管從哪裡開始，只要開始沿著診斷經驗追下去，就會遇見新的領域，不停地擴張。所以每次我試圖判斷「診斷好嗎？還是不好呢？到底需不需要診斷呢？」的時候，總是一再地跌倒。

診斷結果是解放，同時也是壓抑。它會在正常與不正常、健康與生病、現實與幻覺、真正的痛苦與假的痛苦之間劃下分界線。診斷為原本是一團謎的症狀們貼上名字，讓病人能找到和自己一樣的人。診斷認可了那原本誰都不相信，甚至

連自己都不願承認的痛苦。然而也同時擅自定義了我，為我貼上標籤。診斷給人一種差恥感，剪斷了我的人生。它任意解釋我的過去，動搖我現在的本質，並且預言我的未來。

※ 必須符合第1項或第2項其中之一，且有5項以上持續2周以上。

1. 幾乎每天都持續一整天憂鬱的情緒，且這被確認是主觀感受（例如悲傷、空虛、感到毫無希望）或是藉由客觀觀察所得出之見解（例如經常流淚）。

2. 幾乎每天都持續一整天對大部分所有活動不感興趣，或感到樂趣減少的狀態。

3. 體重或食欲大幅下降或增加。

4. 幾乎每天持續失眠或嗜睡。

5. 有精神運動上的焦躁（例如手足無措）或遲緩（例如思考或行動比平常緩慢）。

6. 幾乎每天持續感到疲勞或喪失活力。

7. 幾乎每天持續感到自己沒有價值，或感受到過度、不恰當的罪惡感。

8. 思考能力或集中力減退，幾乎每天持續變得越來越優柔寡斷，無法做出決定。

9. 反覆出現想死的念頭，或者反覆出現無特定計畫的自殺
念頭，或反覆嘗試自殺，或訂下具體的自殺計畫。

※ 會引起臨床上有意義的痛苦，或使包含人際關係、職業
等重點領域的機能低下。
※ 不得是因藥物等攝取物質或疾病所引起之生理效果。

表 1. DSM-5 的重度憂鬱障礙診斷準則

　　但 DSM 和 ICD 體系是由特定的專家團體，其中多為西
歐白人的男性知識階層所建立。雖然算是我們現在最熟悉的
說明方式，但在這些知識成立之時，並未有韓國二、三十歲
女性的參與。那麼究竟被 DSM 標準化的「憂鬱」，可以多精
確地說明韓國社會的女性所經驗的憂鬱呢？我們的憂鬱和安
德魯・所羅門（Andrew Solomon，寫《正午惡魔：憂鬱症的
全面圖像》的美國記者暨兼作家）的憂鬱又有多麼相近呢？

　　DSM 第 5 版將憂鬱症分類為「depressive disorders」，而
其中的重鬱症（major depressive disorder）一般便被稱為憂
鬱症。我見過的女生裡，也有很多人雖然主要認為自己是憂
鬱症，但其實被診斷過其他病名。因為每次換醫院，本身被

每位醫師掌握的狀態都會有所不同。而就算同樣得到罹患憂鬱症的診斷，每個人呈現憂鬱的狀態也各自有別。大部分的受訪者都會同時經歷身體症狀。雖然也有憂鬱症經驗是可以正常生活的，但狀況嚴重的時候則會變得無法維持日常生活，只能一直躺在床上。以下是這些女子的證詞。

「早上一睜眼就開始哭。哭，然後不停地想。腦海裡會不斷浮現不想想起來的某些瞬間。就算睡著，也會因為一直作夢所以沒辦法休息。連睡覺都害怕。夢的內容主要是惡夢般的記憶。有時候也會出現自己期待的內容，但那種時候從夢裡醒來的話就更恐怖了。每天從睜開眼睛到睡覺之前都一直在哭，就這樣一天天過去，變得沒辦法過正常生活了。

有一天我努力下定決心告訴自己：『今天要去研究室』，之後就去淋浴。一邊哭一邊洗澡，然後又一邊哭一邊去研究室。我不想哭的。去研究室的話會遇到同事嘛。然後就會笑著跟他們講話再一起吃飯。接著就要開始工作，一轉身坐到書桌前的瞬間，從那一刻開始就沒有人看得到我嘛，所以那時候眼淚又掉下來。非常缺乏自信心，覺得自己沒有能做的事，一直想要逃離，不停努力不停失敗，所以漸漸變得更無力、更恐懼，很想就此放棄。覺得這世界上一切都不有趣，

對於未來會發生什麼事也不感興趣。嗯…以後應該也會遇到很多傷心的事，人到底為什麼要經歷這些悲傷然後硬是強撐下去呢。」

—**賢智**

「我非常憂鬱的時候，總是會感受到令人難以忍受的無聊，該說是百無聊賴的感覺嗎？好像就是因為這樣，我才會瘋狂尋找可以投入的事。但不管再怎麼找，都完全沒有出現可以投入的事情。擺脫那種憂鬱感之後，有趣的事就多了許多。我還以為大家超過二十歲之後都是這樣生活的。看某個 Youtube 頻道上說，並不是所有人都會有想死的念頭。我那時候才（第一次）知道，真的。我有一些讓我非常痛苦的記憶，每次回想起那些，就會感覺後頸越來越僵硬，莫名有罪惡感，丟臉又羞恥。心窩這邊會很痛，感覺胸口一陣緊縮。」

—**草莓**

「把門關緊緊整天都在哭。練習自殺跟自殘，也會突然出門找男人睡覺再回來。還有凌晨 3 點出門喝酒，然後哭個幾天幾夜，一心只想去死，然後又會突然不睡覺拚命工作。我的人生就像這樣不停反覆。充滿混亂、罪惡感與憤怒。跟別人比起來，憤怒好像比較容易找上我。也有很多時候覺得

無法呼吸，非常不安。

　　生活動不動就會整個停止不動，無力的程度實在太嚴重，是大概走四步左右就沒辦法再走的狀態。缺愛跟自殺的衝動？當然有啊。很容易被他人的死影響，還有健忘症、強迫症、閱讀障礙等，簡直快瘋了。對一切都放任不管、害怕見人，這些不都是（憂鬱症的）症狀嗎？好令人混淆。」　　　─志恩

　　「心臟跳得飛快，感覺快要死了。無法呼吸，好像只用了三分之一的肺一樣感到氧氣不足。比起自殺，自殘好像更多。不管誰死了，或者想殺誰，或者讓我憂鬱的一切─這些我全部都無法控制，唯一可以控制的就是傷害自己。把自己劃傷或者不吃不喝殘害自己，好像就會有一種『至少我還能控制我的身體啊』的感覺。

　　憤怒是最大的議題。中學的時候偏頭痛真的很嚴重，幾乎快引起發作了，去附近的醫院也解決不了。大醫院也不行，我去了首爾的大型醫院，卻被說大腦一點問題都沒有，說只是單純壓力的問題。不過隨著我上大學之後症狀就消失了。我想過為什麼會這樣，好像是因為明白了表現憤怒的方法。因為直到高中為止我都覺得表現出來是不行的，大學以後開始試著發怒，所以偏頭痛真的徹底消失了。原本真的是又暈

又吐，連走路都沒辦法，簡直是地獄，現在則是好像從沒生
病過一樣健康。」 ──**草莓**

　　「這是病啊。憂鬱是一種疾病。我常常覺得自己是身心
障礙人士，這是身心障礙沒錯。我不只是單純的憂鬱而已，
焦慮症也很嚴重。也有強迫症，原本所有強迫症的基礎不就
是焦慮嗎。我的完美主義和潔癖是最嚴重的。除此之外青少
年時期還會擔心被人陷害，整個世界看起來都很可疑。我還
會想說，為什麼路上的人們看起來都那麼危險呢。還常常有
『如果我不做這個就會發生不好的事』這種典型的詛咒式思
考模式。老是覺得忘了什麼事所以不停確認。走在路上會覺
得好像掉了什麼，一直回頭看。
　　我青少年時期是這些症狀最嚴重的時候，也不知道是從
什麼時候開始的。好像精神健康越來越差的同時，就用這種
方式表現出來了。不安、睡不好、總是處在興奮狀態。回想
睡覺的記憶，我好像總是閉上眼睛然後就熬了一整晚的夜。
體重也真的升不上去。我明明從來都沒有厭食過，但總是處
在緊繃的狀態，所以完全胖不了。」 ──**敏知**

　　「雖然讓人難以置信，但除了去醫院的日子以外，我都

不會踏出房門。然後所有肌肉都沒了。因為幾乎不出門，痛苦
地打起精神之後發現日子過了好多天。去醫院拿藥的時候就是
我久違地踏上外面土地的時候。而走了一天之後，小腿肌就會
凸一塊起來，那種生活一直延續到不久之前。可以像這樣坐在
這裡對我來說也很不可思議。因為每天都躺著。能躺著做的事
就只有在手機備忘錄寫『我很痛苦』的日記而已。爸爸說我只
要能像這樣起來他就很感謝了，因為我幾乎就是廢人。躺著的
時間幾乎跟植物人差不多。我的日常就是一整天都躺著。然後
不是暴飲暴食就是厭食。我沒有胃口，所有的食慾都消失了。
完全感覺不到任何興致。以前很喜歡的電影連看都不想看，
音樂聽起來像噪音一樣，什麼都聽不進去。身體則是一直處於
緊張狀態。自殺的念頭一直都有，不管是因為憂鬱症自殺而死
還是得到其他的病而死。遇到車子就會祈禱他來撞我，最近也
會。以前則是每天都會。不一樣的是現在有力氣可以坐著了，
還可以像這接受訪問。已經好很多了。」
　　　　　　　　　　　　　　　　　　　　　　　　—**靜靜**

　　「憂鬱非常嚴重的時候就會開始呆滯。連『好憂鬱』這
種念頭或情緒都沒有，就只是呈現呆呆的狀態。好像有點麻
痺的感覺？連睡覺和起床都一團糟，現在是白天？還是晚上？
連這都無法分辨。」
　　　　　　　　　　　　　　　　　　　　　　　—**貝殼人**

DSM 規定的九項重度憂鬱障礙症狀，雖然和她們的故事有相似的部分，但也有不符合的地方。以被歸類在憂鬱症這同一個病名下而言，憂鬱的程度和症狀的光譜實在太過多樣化了。自己的症狀像這樣和診斷準則不一致的時候，她們無法獲得能完整說明自己情況的診斷病名，便會在各式各樣的病名間徘徊不定。

病名的力量很大

　　每當女性受訪者們更換醫院，就會遇到診斷病名、處方藥、服用量有所差異的時候。就算是因為同樣的症狀就醫，有些地方會說是憂鬱症，有些會說是注意力不足過動症（以下稱 ADHD），又有些地方會診斷為焦慮症。有時候還會被診斷為人格障礙。這種經驗使她們陷入混亂——所以我到底是怎樣的人呢？我生病的原因到底是什麼呢？

　　我問亞洲大學醫院精神健康醫學系的張螢潤教授，為什麼每間醫院的診斷結果會不一樣，並給她看寫有受訪者們煩惱的文字，教授說：

　　「我不知道診斷的病名對病人有這麼大的意義。在學校

上課的時候，雖然有學到病名和各種疾病的定義，但其實在臨床上好像沒有太大的意義。因為比起判斷病人的病名，治療的方向更傾向要讓症狀舒緩。」

　　也就是說，就算是同樣的焦慮症狀，診斷出來的病名會隨著醫師判斷這是憂鬱症的症狀、人格障礙的症狀，或者是焦慮症的症狀而有所不同。

　　然而診斷的病名對患者而言具有很大的意義。美國歌舞劇〈瘋狂前女友第 3 季〉裡出現了以下的場景。患有精神疾病的主角蕾貝卡因為遲遲得不到符合自己症狀的診斷結果，換了好多間醫院，最後終於拿到跟至今都不一樣的新病名。走進治療室時，蕾貝卡開心地唱起歌來。

　　「我將近 30 年都以為自己錯了。
　　媽媽叫我不要討拍，所以我拚命努力變強，
　　不停欺騙自己直到達到目標為止，一直以來都這樣活著。
　　每次我想知道悲傷和害怕的理由，
　　都只是處處面壁。
　　我吃藥、唱讚美詩，還為了男人搬家，
　　但現在不需要後悔了，

因為我就要拿到診斷了！

（…）

我現在要拿到新的診斷了。

新的診斷結果。

現在不要再講我跟你們不一樣了。

醫生，請開給我站在我這邊的人，開給我的同類。

請跟我說我現在屬於一個族群，

和那些跟我共享一個病名的人一起。

那會是什麼呢？哪個名字才對呢？

思覺失調還是輕躁症呢？

雖然沒有幻聽過，搞不好以後就有了。

（突然出現幻聽）『妳真的很棒，蕾貝卡！』

謝謝！

（…）

我知道精神疾病會被貼標籤。

不過只要能了解我自己，被貼標籤也沒關係。

只要可以透過新的診斷，

知道我到底是怎樣的人就好了。」[9]

下一個場景，蕾貝卡被精神科醫師診斷為邊緣性人格障

礙。雖然醫生吩咐她不要在網路上搜尋跟這個病名有關的資料，但諮商一結束，蕾貝卡馬上在廁所開始搜尋邊緣性人格障礙。她發現這個病的治療非常棘手，標籤化嚴重，而且以自殺結束生命的病人比例非常高，讓她非常絕望。

就像雖然知道不完美，但至少想了解自己究竟是誰的蕾貝卡一樣，實際上有精神問題困擾的許多人，都希望可以獲得能說明自己症狀的診斷病名。因為比起經歷無法解釋的痛苦，能夠解釋的痛苦經驗更讓人撐得下去。而且從醫師這樣的專家得到診斷，意味著獲得權威的認可，可以成為一個契機，使旁人認可自己原本被當成「討拍」的痛苦。

醫療化？藥療化？哪個都好，只要它可以證明我的痛苦

根據韓國健康保險審查評價院於2020年6月發表的「2019年診療費主要統計（以診療日為基準）」，精神健康醫學科是韓國2019年診療費用增加率最高的診療科別。但前往精神健康醫學科求診的病人變多，並不代表患有精神疾病的病人增加。精神科和其他科別比起來，治療的門檻更高。隨著社會為憂鬱症等精神疾病貼上標籤的情況好轉，過去無法前往醫院就診的病人，現在或許變得更容易踏進醫院了。也就是

說，不見得是實際患者增加，也有可能只是造訪醫院的人數增加了。

而精神疾病相關的資訊越多，這些資訊就能發揮宣傳效果，讓人們對自己的狀態有所察覺，進而能促使他們造訪醫院。對於過去即使有憂鬱症狀，卻沒意識到這是一種需要治療的疾病的人而言，是一個讓他們就醫的契機。前面提到過可以在網路上輕易找到的憂鬱症自我檢測工具，也是具代表性的憂鬱症資訊之一。

如此看來，所謂憂鬱症患者增加這件事，雖然可能真的是實際罹患憂鬱症的人數增加，但另一方面也可看成是將憂鬱狀態認知為生病、用醫學的框架去理解憂鬱症狀，並且想尋求治療的人變多了。原本不被認為是醫學問題的症狀像這樣被定義為醫學問題的過程，便稱為「醫療化」（medicalization）。憂鬱症如同酗酒、ADHD、生產、肥胖等，都是具代表性的醫療化範例。

許多社會學研究都以懷疑的視角看待憂鬱症被醫療化的過程。例如《被製造出來的憂鬱症》（만들어진 우울증，2009，Hankyoreh 出版）、《憂鬱青春日記》（프로작 네이션，2011，minumin 出版）、《像美國一樣瘋狂的世界》（미국처럼 미쳐가는 세계，2011，Archive 出版）等書，便以負面

的角度去探究憂鬱症的醫療化過程。當然，批判性地做出檢討也是很重要的，但這種探究方式會使自發前往精神科求醫的女性在單純名為醫療化的體系下，顯得很像被動的被害者。然而我實際見過的女生們，都是一些比任何人更希望獲得積極治療，並懂得如何運用診斷賦予的社會意義的人。我在學術界研究憂鬱症時，和直接在現場與當事人進行訪談時所發現的最大不同便是這點。憂鬱症的當事人並不只是單純的被害者，他們同時也是非常積極參與治療過程的行為人。

　　我的受訪者們大多是樂意接受診斷的。並不是因為全然信賴醫生，而是因為醫學的用語和理論，是另一項可以用來理解自己的病、更甚是理解自己本身的資源。多虧社會對醫學知識的信任與醫學專家的權威，診斷的功用之一便是能正式認可他們過去長久以來不被認同的痛苦。憂鬱症當事人的痛苦，長久以來都不被肯定。是一群傾訴自己生病後會被說成討拍，於是對人感到疲憊，對誰都無法輕易開口，孤立無援後導致痛苦更甚的人。在這種情況下，「憂鬱症」的診斷等於承認了他們的痛苦，為他們帶來解放。

解放與壓抑，我們的診斷故事

這些女生們告訴我關於她們診斷—為痛苦貼上名字—的各種故事。有珍說她「為了理解憂鬱症所以不去醫院。」因為醫生就只會適當地開一點藥而已。草莓說她仍然在煩惱自己到底是不是憂鬱症。

「我很難對憂鬱症多說些什麼。因為對於我得的到底是不是憂鬱症，我還是有疑問。大概這還不能解決什麼吧。我還是會覺得大家都是這樣活著的啊，另一方面對貼標籤這件事，有時候還是覺得怪怪的。」

所謂憂鬱症的本質究竟是什麼呢？有珍的話告訴我們接受治療的當事人才是對自己的病煩惱最久的人。

「雖然我曾經因為某些事件而憂鬱，但那其實也沒辦法一刀兩斷地說明清楚……憂鬱症這種東西的本質到底是什麼呢，我好像真的煩惱了很久。如果說是因為荷爾蒙的關係，那發生的事也太多了。而這些事件不可能不存在，那麼憂鬱症是一種不治之症嗎？那不就又太讓人挫折了吧。很絕望。要是把它當成是荷爾蒙問題，就有太多無法解釋的部分，所

以憂鬱症對我而言還是一個未知的世界。」

到目前為止曾經歷恐慌症、焦慮症、ADHD、躁鬱症、失眠症、酒精成癮、創傷等各式診斷病名的志恩如此說道：

「我不相信憂鬱症。不相信世界上真的有ADHD。連精神疾病本身都不相信了。什麼研究結果、臨床實驗、醫生們學到的東西、藥的效果，那所有反應發生的過程。以前覺得很重要，所以也上網搜尋了很多資料，還會想『沒錯，我就是這種症狀』，不過現在全都刪掉了。我不想在（我的）這種心情中把病名加進來。」

不是在韓國接受諮商，而是在法國治療的世莉則和我分享了不同的見解。世莉告訴她韓國的朋友「憂鬱症好像不應該用藥來治療」，結果據說引起很大的反彈。

「她們覺得付錢然後收到一些東西這件事讓人很安心，甚至覺得藥物的副作用也是一定要承擔的。」

世莉的意見很有道理。就像前面說過的，診斷帶來解放

的同時，也帶來了壓抑。世莉的朋友之所以會反感，大概也是因為對長久以來把我們的憂鬱當成討拍的文化感到厭倦了吧。或許是被跟隨著精神疾病的殘忍標籤所累，在難以獲得適當治療的現實中受過太多傷了。

對於當事人而言，所謂的診斷不只是「我的憂鬱究竟是不是生病」，而是「有沒有人能理解我的痛苦」的問題。對於獨自待在就算持續訴說痛苦也毫無反應的社會苦撐的人而言，某個人的「理解」是非常珍貴的，即使這樣的診斷被說成是新自由主義時代情緒管理的產物，或多國籍製藥公司的資本主義戰略也一樣。只要症狀好轉，可以減輕痛苦，那何樂而不為呢？

「被理解」實在是太重要的問題。或者說是全部也不為過。能讓人為此以性命交換。

「（在醫院）聽說我現在無法維持正常機能運作反而是很自然的，聽了之後覺得真是萬幸。我那時候聽到這句話真的覺得活了過來，因為媽媽覺得我吃藥是件很奇怪的事。因為我從沒抱怨過很累，也有去上學，看起來好好的，卻突然去精神科看診又開始吃藥。媽媽可能從那時候開始就對精神科有不好的偏見。她叫我不要吃藥去運動，還幫我付錢請了

教練。但我那時根本不是適合運動的狀態，所以上完教練課之後就吐了。真的是什麼都做不了的狀態。媽媽對藥真的非常抗拒。所以她一直叫我出去做點什麼，不然就叫我去諮商，感覺就好像不停否認我生病了這個事實一樣。

　　得到這個診斷結果，我真的覺得太好了、解放了，但媽媽一直說這不是生病，是因為我不運動才這樣的。剛好就在連我自己都有點懷疑自己是不是裝病的時候。有一次媽媽說她不相信我就診的精神科，把我帶去了其他的諮商中心，因為她沒辦法相信我選擇的地方，所以才想帶我去諮商中心，看我到底是不是真的需要吃處方藥。之後又跟我說她想讓我去她本人信得過的醫院。對於媽媽帶我去諮商中心這件事，感覺好像她否認了我的生病的全部。諮商結束後回家的路上，媽媽不停說著類似的論調。叫我別再吃藥，說只要去諮商就夠了不是嗎。我反問她，說妳帶我來這裡不就是要否定我生病的這件事，想要讓別人證明我沒有生病不是嗎。實際上也的確如此。

　　所以我那天想著我得去死才行，跟媽媽坐在車上的時候，真的覺得再也受不了了，尖叫著要她讓我下車，說我再也不想跟媽媽待在同一個空間了。想到自己現在就要去死，覺得真是太好了。因為覺得可以結束一切了。我就用手上全部的

錢買了最貴的起司和紅酒，跑到漢江等待天黑。那時候真的一直哭個不停。想了很多關於朋友的事。因為聯絡不上我，所以我的朋友們真的聯絡了非常多次。我覺得很抱歉，一想到朋友來參加我的葬禮就覺得很對不起他們。總之我現在可以去死了，很幸福，想到要結束了也有種解放的感覺。『哇，現在真的結束了，太好了。』這種念頭盤旋了很久。然後終於等到天黑了，就掉下去了。」

禮智曾和我一起參與 Femidangdang 活動，決定在此以她的訪談內容結束這一章。隨著憂鬱症狀況越來越嚴重，禮智變得難以跟上 Femidangdang 的活動。思考能力明顯低落，讓她開始懷疑自己的用處。雖然她常常照顧患有憂鬱症的我們，但自己的憂鬱傾向變嚴重的時候，卻選擇孤立自己。後來禮智辭去活動的工作，也休學了。沒辦法把實情告訴任何人的她，只好假裝去上學，其實是獨自待在外面的咖啡店消磨時間。據說禮智在醫院發現思考能力低下是憂鬱症症狀的時候，覺得「彷彿活了過來」。

第三章

治療

憂鬱
是病
或不是病呢

就從藥的話題先開始吧。我自己是很幸運，從一開始就用了很適合的藥。我在憂鬱的谷底掙扎的那段時間，從醫院第一次拿到的處方藥就是鋰鹽。那時醫院並沒有仔細為我解釋這種藥。醫師確認我的狀態之後，便開了安眠藥和一種情緒障礙的藥。走出診療室後，我想知道自己即將吃下肚的究竟是什麼，便試著憑藥的外型在網路上搜尋看看。結果是碳酸鋰和佐沛眠。

　　很多受訪者都跟我一樣，是透過搜尋才獲得自己吃的藥的資訊。會好奇自己吃的到底是什麼藥，自然是件天經地義的事。但我只認識一位在美國看精神科的受訪者，有事先充分獲取關於藥的資訊。她從醫生那裡拿到寫有藥物資訊的文件，聽完醫生說明並閱讀完文件之後，再決定要不要服用。光是了解藥物資訊並決定服用與否的過程，就花了整整一天，得等到隔天才能真正服用處方藥。

　　韓國雖然被稱作「毒品清淨國」，但包括減肥藥等精神科藥物，卻很容易在就診後拿到處方。病人在沒有充分了解自己吃的藥是什麼、會對身體造成什麼影響的情況下便服用了藥物。吃了之後萬一出現副作用，才會向醫生報告，接著更換藥物，換了之後對下一種藥的資訊還是不甚了解。而且，醫師診斷後開出處方箋的時間實在太短暫了。病人必須在短

時間內將自己的狀態以最簡化的方式傳達給醫師，草莓是這樣告訴我的：

「要在 2 分鐘之內把一個月內發生的事情壓縮之後告訴醫生，我覺得很恐怖而且很困難。因為如果傳達有問題，可能就會改變我每天得吃的藥。我吃的藥副作用真的很多⋯⋯因為時間不夠，所以就只能去掉比較個人的來龍去脈，只跟醫生講身體的症狀，醫生也不太想聽。因為感覺沒辦法好好說話，所以每次去醫院都覺得又害怕又焦慮，就哭了出來。」

醫生說等藥效出現大概需要兩週的時間。這是讓血液中的鋰濃度升高到一定程度所需要的時間。等待的兩週期間簡直快死了。已經感覺馬上就要死了，要我怎樣再撐兩週呢。心情就像待在氧氣和光線都不足的深海之中，忍受緩慢至極的時間流動一樣。接著情緒的波動開始平緩下來，效果出現了。其實比想像中來得更衝擊。有點像是一輩子超高度近視的人，做了雷射近視手術以後第一次張開眼睛的心情。還有點遭到背叛的感覺。大家都是這樣生活的嗎？人生是這麼容易的嗎？出生以來第一次感受到這麼安穩的感覺。

我花了一點時間才適應吃藥的狀態。雖然鋰鹽帶給我安

穩，但有時候還是會懷念過去的我。雖然不像從前那麼憂鬱，但也不像從前那麼自信滿滿了。整體而言在日常中會經歷的情緒幅度好像變小了。我懷念快樂和悲傷達到極致時席捲而來的刺激感受。雖然鋰鹽能讓我更穩定、更幸福，但經驗的光譜似乎因此變窄了。只要沒有延伸成嚴重的躁症，輕躁症有時也很像上天賜下的祝福。我懷念我不停運轉的腦袋、持續湧現的能量、無止盡的創造力與自信。

我並不是個模範病人。沒有完完全全聽醫生的話，也對我的診斷病名不甚滿意。它擅自解釋了我的本質和我的人生，讓我總是有種被侵犯的不快感。在診療室裡，除了我之外，醫生也得告訴我他自己的事情，才能讓我真正敞開心胸說心事。因為覺得只有我變得脆弱是不公平的。我也會在家裡診斷自己的狀態，常常自行停藥（躁鬱症患者經常犯的錯誤之一）。然後情況惡化之後又得再次前往醫院。

雖然用了「躁鬱症患者」這個詞，但我還是覺得很彆扭。雖然很多人認為那是一種對自己痛苦的認可，欣然並渴望接受自己的病名，但我的話，比起解放感更感覺不適。不是因為對精神病有偏見，而是我認為隨意把某個人、某個存在當成生病是很失禮的。直到我定期用藥後的現在，我仍然認為病名只是能解釋我和我的人生的許多參考文獻之一而已。

以前要是覺得不合，我就會不停換醫生。現在已經固定在首爾市恩平區的「生活醫院」看診。這裡的醫生在我們第一次見面的時候就先問我希望以什麼方式和他進行治療，我坦率地跟他說了前面列舉的病和我對治療的想法。醫生在每一個治療過程中都會先問我的想法，之後再告訴我他的想法。他說不然我的想法可能會因為他的意見而改變。每次開藥的時候，也會先問我的意見，並和我討論過後再調整藥的處方。

　　每天吃藥是一種儀式。讓我確實地認知到我是一個生病的人。每次吃藥的時候就會自覺，我是一個病人哪，而且還是一個精神病患者哪。也很適合拿來告訴別人或給別人看。「我有在吃憂鬱症的藥。」「啊，妳是憂鬱症患者啊。」可以很快就得到認可。

　　開始和藥一起生活以後，對於向我席捲而來的無數情緒和身體反應，我都會把它們和藥聯想在一塊。久違地感到平穩的時候，我會問自己：這是藥效發揮了嗎？還是我的反應呢？從前會覺得是自然情緒反應的問題，現在也很容易認為那是生病所導致的。感到不安或憂鬱的時候我會問自己：是我跟藥不合嗎？用量不夠嗎？現在會這麼累是因為付不出房租，還是因為吃的藥不夠呢？這到底是不是生病的狀態呢？這種混亂似乎特別容易出現在沒有幻覺、妄想等精神病症狀

的精神官能症患者身上。[1]

一開始我以為跟吃感冒藥一樣，以為憂鬱症狀消失後就可以不再吃藥，卻持續拿了很久的鋰鹽處方。我不想再吃藥，於是問醫生到底還要吃多久，只得到「要吃很久才可以」的答案。我反問「很久是多久？」「嗯……非常久。至少要3年以上，也有可能是一輩子。」醫生如此回答。

就連懷孕的時候，除了用藥可能會導致致命結果的期間以外，都必須持續用藥。據說經歷懷孕、生產和育兒時，情緒起伏變大的可能性非常高。若因為不可避免的情況無法用藥時，則建議接受電療。醫生小心翼翼地跟我說了好幾次，雖然人們普遍對電療抱有負面觀感，但它是一種非常安全的治療方式。但儘管如此，電療還是有點令人震撼。

我更好奇的是治療的原理。鋰是原子序數3號的輕金屬元素，原本以為它只被放在電池裡，我狠想知道它到底是怎麼被拿來作為情緒障礙藥物的，也很好奇電療對我的大腦會產生什麼影響。雖然問了很多次，但每次都沒辦法聽到明快的解答。

「憂鬱症是大腦的神經傳導物質不平衡所引起的。藥物可以導正這種不平衡。」

「電療就像是讓大腦重新開機一樣，給予刺激使頭腦重

新啟動。」

　　這種答案不夠。「神經傳導物質不平衡」這種話太籠統又太抽象了。具體來說是哪種神經傳導物質，又怎樣不平衡呢？鋰並不是神經傳導物質，那麼它會對這種不平衡造成什麼樣的影響呢？在這過程中真的不會有其他副作用嗎？我要的是了解確切的機制。「電療類似幫大腦重新開機」這種話也只不過是比喻，並沒有說明治療的原理。我想要知道我體內究竟會發生什麼事。

　　之後我才發現，醫生們之所以會用那麼模糊的詞彙說明，是因為他們也不太清楚的關係。我反倒希望他們可以直接說自己不太懂還比較好。我們吃的大部分精神科藥物，其作用機制（藥物在體內作用的方式）都還沒有被闡明。藥的歷史是由太多的偶然與失誤、意外的發展與直覺，還有製藥公司的行銷所構築而成的。

擲地有聲的藥物史

　　精神疾病有不同於身體疾病的特殊性。憂鬱症的診斷中不會有明確的生物性測試。懷孕時，我們會透過驗孕棒或超音波檢查確認懷孕與否；診斷高血壓時需要測量血壓，並以

量出來的數值決定是否罹患高血壓，糖尿病也一樣。然而憂鬱症患者的體內並不存在這樣的生物性指標—即所謂的生物標記（biomarker）。雖然有憂鬱症自我檢測工具或 DSM 診斷守則，但這些全都是以外顯的症狀構成的量表。我們不會用「腹部突起」、「有害喜反應」、「月經沒來」等外顯的症狀來判斷懷孕與否，但精神疾病則會。另外，就算發現列表中的症狀，也不能馬上診斷為憂鬱症，醫師要透過與患者對話，將所有部分做整體考量之後才能做出憂鬱症的診斷。

也就是說，因為一開始就不存在足以判別罹患精神疾病與否的生物標記，吃藥的時候必須要相信才行。就是雖然沒有明確證據，但我相信自己得了憂鬱症的相信。

或許有人會認為血清素、正腎上腺素、多巴胺等具情緒調節效果的神經傳導物質，或者大腦的特定部分是一種生物標記，但這樣的生物性條件只能說明精神疾病的其中一小部分。不只是情緒障礙，對於人格障礙、行動障礙等大部分的精神科障礙而言，「大腦毀壞」並不是生病的結果，而更接近是過程。究竟是因為神經傳導物質不平衡導致憂鬱，或者是因為憂鬱才使得神經傳導物質變得不平衡的，幾乎難以判斷。

神經傳導物質也不只存在於腦部，在大腦內製造的血清素僅占全部的 5％，剩下的 95％ 則在腸內分泌細胞—腸嗜鉻

細胞中生產。而血清素會影響睡眠、消化、血壓等人體各處的生理過程。[2]

　　那麼精神科藥物是怎樣被拿來作精神疾病治療的呢？藥的歷史跟診斷的歷史一樣粗糙，越往深處挖掘越覺荒唐。現在我們所用的藥，不知道有多少都是偶然發現的。不是在確切釐清作用機制後才使用，而是經驗上知道該藥對特定症狀有效果，於是便用在治療上面。

　　比方對思覺失調症狀有絕佳效果、最早的精神病藥物—氯丙嗪（托拉靈）[3]，其來源是被作為染色劑使用的化合物亞甲藍（methylene blue）。而早期抗憂鬱藥物伊米帕明（imipramine，常見商品名為妥富腦）也是從被稱為「summer blue」或「sky blue」的染料而來。單胺氧化酶是血清素、多巴胺等神經傳導物質氧化後分解而成的酵素，而單胺氧化酶抑制劑（MAO inhibitor）原本則是被用於火箭燃料的物質。它們全都是為了作為鎮靜劑、麻醉劑，或用於心臟手術的新藥等其他目的而被開發出來，偶然發現能產生其他效果後，才被拿來當成精神科藥物使用。也就是說，藥先被開發出來，等到發現意料之外的用途時，才以原有的資訊為背景以演繹方式進行研究。就像過去許多藥物都被發現原本期待以外的用途一樣，我們現在使用的藥，也會以不同於原本意圖的方

式作用在我們身上，我們把這稱之為副作用。[4]

　　很多人都有經驗過副作用。最具代表性的精神科藥物的副作用有食慾增加、食慾不振、精神不振、手抖、失眠、情緒鈍化、口乾、便祕、記憶力低下等。而長期服用精神科藥物會使大腦發生什麼變化，我們仍不知道。為了換得「正常的」情緒，我們仍不確定自己犧牲了什麼。許多長期服用精神科藥物的人，都認為這是人生中必須忍耐的。因為不吃藥的話，生活的品質會顯著下降。很多人不只是生活品質下降而已，甚至嚴重到會馬上死掉。心理學家羅倫‧斯萊特（Lauren Slater）同時也是服用精神科藥物長達 35 年的躁鬱症患者，她在《Blue Dreams》（2020，Bronstein 出版）一書中表示自己「為了活下去正在死亡。」

> 說白了我正在醜陋地老去。我失去健康的最大原因在於精神科藥物。不過沒有這些藥，我也活不下去。用藥超過 30 年以上，隨著用量和藥的種類持續增加，我的大腦也完全改變了，如果沒有每天吃藥，神經系統就無法發揮該有的作用。（中略）如果一開始我沒有吃伊米帕明的話會怎麼樣呢？如果後來沒吃百憂解（Prozac）的話呢？可以光靠自己的力量擺脫憂鬱症嗎？答案我無從得

知。不過我可以用到目前為止的經驗推測，從我現在為了活下去而正在死去這一點看來，如果沒有這些藥的話，我會比現在死得更快。所以哪敢不稱頌呢。[5]

拿鋰鹽的歷史舉個例子。鋰是組成宇宙的元素，比人類更早就存在於宇宙之中。雖然鋰元素本身性質並不安定，但對於吃藥的人而言則能帶來寧靜的平穩感受。鋰鹽不同於其他人工合成的精神科藥物，是自然狀態下就能在石頭裡發現的物質。

而鋰鹽被發現能作為躁鬱症藥物的過程則稍微有點荒唐。鋰鹽從 19 世紀中葉開始被作為精神疾病治療的處方藥。然而早期的鋰鹽治療法很快就被淡忘，直到 1949 年，才又被澳洲精神科醫師約翰・凱德（John Frederick Joseph Cade）拿來治療躁症。[6]但他的實驗同樣是在錯誤的科學基礎之下進行的。

當時的醫生認為酸性尿（acidic urine）是所有重病的原因。凱德收集多位精神病患者的尿液注入天竺鼠的腹腔反覆實驗，想找出引發精神疾病的誘因。被注入濃縮尿液樣本的天竺鼠們每次都全數死亡。凱德推測使天竺鼠死亡的主因是尿酸（uric acid），為了使不溶於水的尿酸溶解，他在尿液樣本中加了鋰鹽（lithium salt）。接著把這份樣本注入天竺鼠體

內之後，出現了驚人的結果。天竺鼠並沒有死，反而意識清醒且狀態非常平穩。凱德為了證明鋰鹽的效果，便用自己身體進行實驗，在這之後又將患者作為實驗對象。鋰鹽做為躁鬱症藥物的效果，就是像這樣將精神病患的尿液注入天竺鼠體內才被發現的，非常出人意料。[7]

　　鋰鹽在精神醫學史上留下了一筆大功，拯救了許多病人。它不僅歷史悠久，且以化學性質來說既單純又有效，更重要的是和其他精神科藥物比起來，無須經過人工合成就能在自然環境下取得。但關於鋰鹽究竟如何影響人類所感受到的情緒，我們依然無從得知。也只有極少數的學者研究鋰鹽在腦內如何作用。羅倫・斯萊特[8]將其原因解釋為「鋰鹽不具收益性」。她認為鋰鹽是「最能展現精神醫學與資本主義社會的企業利益之間關係有多緊密的藥」，並批評就算已經有了對很多人都有顯著效果的鋰鹽，製藥公司仍然為了專利與獲益埋頭開發新藥。

　　不管是什麼東西，只要被開發問世，就需要資金。精神科藥物也一樣。就算發現了新的藥效，製藥公司為了開發新藥，就必須確保商品的市場性。憂鬱症的藥想賣得好，就需要憂鬱症患者；思覺失調的藥想賣得好，就需要思覺失調患者。製藥公司衡量完潛在患者的數量之後，判斷其具有市場

性才會決定開發藥物。開發完藥物之後，再以具攻擊性的行銷方式積極宣揚該疾病，並「製造出」潛在的患者。反過來說，就算發現藥物的新用途，如果判斷不具市場價值的話，也就不會再繼續開發下去。

　　雖然人們認為疾病及其療法單純屬於科學的產物，且必須得是單純的科學產物才行，但現實並非如此。疾病某種程度上是社會性的產物，藥也一樣。想吃藥的話，我們就必須定義某些特定狀態屬於「生病」。讓一種藥物進入我們的生命之中，就等於是對理解痛苦的文化本身做出改變。

「販售憂鬱症」

　　並不只有專家會參與疾病被製造的過程。另外還包括了製藥公司、健康管理企業、患者組成的民間團體等等。多虧酒精成癮互助團體「戒酒無名會」（Alcoholics Anonymous）的社會運動，才使得酒精成癮正式成為一種疾病。而「憂鬱症是心的感冒」這個說法是跨國製藥公司葛蘭素史克（GlaxoSmithKline，GSK）在日本為了販售自己製造的抗憂鬱劑所提出的廣告金句。

　　美國記者伊森・華特斯（Ethan Watters）在《像美國一

樣瘋狂的世界》（*Crazy Like Us*）中提到，人們對於痛苦及自我的認知，是順應且反應了能從一個文化輸出至另一個文化的訊息所形成的。據他所言，精神疾病的臨床表現不僅對應到患者所屬的人種背景與文化背景，也對應到患者在自身所屬的醫療體系、大眾傳播、家人、朋友、與醫師之間的對話中所面對的診斷類型與概念。因此一個文化傳入另一個文化時，新來的文化會改變分類患者症狀的方式，替換「解釋模型」，重新定義正常狀態與被認為是生病的狀態。[9]

　　華特斯分析了憂鬱症傳入日本的過程，說明製藥公司進行超行銷（megamarketing，為了進軍或介入既有的國際市場，利用政治、經濟、心理及公共關係上的技術，取得該國家內各團體協助的行銷方式）的第一個目標正是日本社會。把憂鬱症這個概念傳播到日本社會，為原本無名的情緒取了一個叫做「憂鬱」的名字，於是製造出了能銷售抗憂鬱劑的市場。在韓國也一樣，不過就在 50 年前，憂鬱症還屬於非常罕見的疾病，人們反而對所謂的「鬱火病」更加熟悉。而思覺失調也是，對某些人來說是所謂的神病＊（這點到現在仍舊

＊　神病：在韓國傳統巫教信仰觀念中，「神病」指的是有成為巫堂（類似靈媒、乩童）體質的人感到身體不適而生病，傳統相信若不為神奉獻成為巫堂，此病無法痊癒。

如此）。

這些關於憂鬱症與製藥公司之間的故事聽起來雖然像陰謀論，但確實也是無法否認的事實。在抗憂鬱劑滿天飛的情況下，憂鬱症患者依然持續增加的原因究竟是什麼呢？抗憂鬱劑如果真的效果卓越，照理來說憂鬱症患者不是應該越來越少嗎？

有好幾個研究方向都能對此提出解釋，我想介紹其中兩種我覺得最有趣的意見。第一種是「並不是先有憂鬱症這種疾病，之後才出現治療這種病的藥，而是以藥物為基礎，才形成了憂鬱症這種特定的疾病概念」的相關研究。這些研究清楚解釋了出現憂鬱症與焦慮症等新的疾病概念後，歇斯底里症患者的人數隨之減少的原因。第二則是強調「憂鬱症這種疾病概念是以症狀為中心建立的，因此得以進行大規模的統計調查」的研究。比起憂鬱症患者增加，這些研究主張是因為越來越容易找出符合規定症狀的人，所以篩選看來像是憂鬱症患者的人變得更簡單了。身為精神藥理學家，同時也是歷史學者的大衛・希利（David Healy）對於 1950 ～ 1960 年代的臨床實驗中，把看似憂鬱的患者所使用的藥稱之為「抗憂鬱劑」，另一方面把對抗憂鬱劑有反應的患者稱為「憂鬱症患者」的過程非常關注。[10] 這個時期的精神醫學專家和製

藥公司之間合作緊密，完成了各式各樣的臨床實驗。要確認臨床實驗的結果，就必須準備列有一連串憂鬱症狀的清單才行。因為若要證明藥效，就需要基準去呈現實驗前後出現了什麼差別。用來確認臨床實驗結果的清單，也就這樣成為了定義所謂憂鬱症這個疾病的基準。[11]

　　美國哈佛大學科學史學家安·哈靈頓（Anne Harrington）曾指出以症狀為中心定義憂鬱症後會出現的幾項變化。第一，擁有各式背景的病人們會被一律概括為「憂鬱症患者」。每個人經歷憂鬱的原因都不一樣，但以症狀為中心製成的清單上並未提供有關原因的線索。只能區分是否出現特定症狀而已。第二，因為不需和醫師面談也能以症狀為基準做出診斷，所以可以進行大規模的統計調查。韓國每 5 年實施一次的精神疾病現況流行病學調查，也不是由醫師親自訪問患者，而是由受過幾天訓練的一般採訪者直接進行採訪。1980 年代，世界衛生組織曾進行全世界的憂鬱症流行病學調查，結果顯示患有憂鬱症的人口比從前多上許多。哈靈頓提出批評，表示實際上憂鬱症患者並未增加，而是在精神醫學知識專門化後，篩選憂鬱症的基準隨之標準化的關係。[12]

　　也有意見指出抗憂鬱劑的出現引發了精神疾病患者的去機構化（deinstitutionalization，指跳脫原本以安排至收容設施

或醫院居住為主的治療方式，改由社區與回歸社會的機構所提供的治療方案提供所需的服務。）。他們認為這類型的研究和以抗憂鬱劑為首的抗精神病藥物的發展，以及精神醫學的慣例、政策的變化之間有很深的關係。如果說過去的慣例是有嚴重症狀的患者們必須長時間、有時甚至一輩子都待在精神病醫院或機構，以收容方式為主進行治療，那麼在抗精神病藥物被開發、開始廣泛流通之後，社區便有了能照顧這些患者的機關，轉變為以社區為中心、患者們定期回診的治療方式。[13]

精神醫學的兩大派：精神動力學和生物精神醫學

精神疾病的治療並不是一開始就以藥物為主的。如同其他所有學問，精神醫學也分各式學派。根據遇到的醫師在不同國家、以不一樣的知識基礎受訓，我們經歷的治療方式也可能會有所不同。精神醫學的傳統學派大致分為兩個走向，其一是以佛洛伊德為中心的「精神動力學」（dynamic psychiatry），或稱精神分析學。主張透過私下的面談了解病人的內心世界，以此為基礎去分析精神疾病的原因並治療病人。第1章介紹的夏柯和佛洛依德，他們治療歇斯底里患者

的方式便是代表性的例子。

　　另一方面，還有一種針對大腦構造與功能進行系統性研究，藉此理解精神疾病病，並提出治療的「生物精神醫學」（biological psychiatry）。這個學派基本上將精神疾病視為神經及腦部的問題。生物精神醫學的代表人物有德國精神科醫師埃米爾・克雷佩林（Emil Kraepelin），他在治療精神疾病時比起病因，更加關注症狀。他以肉眼可觀察到的特徵記錄了症狀、病理診斷、過程、治療後狀況並加以分類，開創了所謂的描述心理學（descriptive psychology）。

　　這兩大學派至今仍維持獨立的走向，但韓國的情況似乎還是以生物精神醫學更佔優勢。原因可能是美國的精神醫療發展以生物精神醫學為主，而韓國則深受美國影響。不僅精神醫學，各種學問的權威大部分都是在美國拿到博士學位。這也意味著在一個國家留學歸國，便會自然順應在該國具有領導地位的學問。這兩大學派都各有優缺點，但不管是用精神分析學的角度，或者用生物精神醫學的角度去看待一個人的痛苦，痛苦都一樣被個人化了。不管我的憂鬱是源自幼年時期受挫的經驗，或者是因為大腦出了問題，治療仍舊是個人的分內之事。而生病的人主要是女性，治療的人主要是男性這點也一樣。過去創立、建構精神醫學知識的人大多是男

性，在他們建立的知識中，所謂正常人的基準也是男性。這些知識及治療方法的確能做為參考，但我們必須再往前踏一步。讓女性不再獨自承擔痛苦，讓需要改變及治療的主體從患者個人擴大到社會本身。

DSM 自 1952 年的第 1 版以來經過多次修訂，有許多疾病被增添或刪去，例如同性戀雖然在 DSM 第 1 版中被列為精神疾病，但在 1973 年出版的第 2 版中則被刪除了。這類的事實更彰顯了生病和沒有生病的區分並不是那麼絕對的。

各式各樣的精神科藥物被開發出來，對生物精神醫學的發展有很大的幫助。自從第一樣精神科藥物氯丙嗪在 1950 年代登場之後，陸續出現了許多藥物，彷彿掀起了一場「抗精神病藥物革命」（psychopharmacology revolution）。精神科藥物的效果往原本沒預料到的方向迅速發展，也進行了各種臨床實驗，生物精神醫學的觀點在過程中逐漸開始佔有優勢。精神分析學派也有每個醫師的診斷都不一樣的問題。就算是同樣的憂鬱症狀，患者也會因為醫生對原因有不同的分析，而被提出不同的診斷和治療方式。為了使精神醫學成為一個專門的學問科別，就必須讓患者不管找哪個醫生，都能獲得同樣的診斷及治療才行—換句話說，需要診斷及治療的「標準化」。

從DSM第3版起，看待憂鬱症的方式出現了正式的變化。從前被認為和精神分析學派底下的病原學（研究疾病的發病原因及其適用方式的學問）有關，而美國精神醫學學會在編纂1980年DSM第3版時，正式提出了跟現在一樣以症狀為基準去定義憂鬱症的診斷方式。美國精神醫學學會為了讓每個醫生都能對患者做出同樣的診斷，使全世界都能做出標準化的診斷，便以症狀為主重新制定了診斷體系。

科學史學者盧西・蓋博（Lucie Gerber）和讓・保羅・高迪耶爾（Jean Paul Gaudillière）對此提出批評，表示憂鬱症原本是稀少且嚴重的疾病，但在DSM第3版問世之後，便轉變為普通的全科醫師（general practitioner）也能診斷的常見輕症，進而導致硬是在日常生活無礙的人之中找出憂鬱症患者，加以分類、治療的照顧問題。[14]

精神醫學究竟把誰定義成生病呢？

也有一些研究在現代人所經歷的社會、文化的變化下嘗試分析憂鬱症。這些研究指出，精神醫學在20世紀末形成的憂鬱症疾病概念，反映了當時被社會接受為「正常」的個人特質為何。在這樣的觀點下，憂鬱症就是無法適應新自由主

義時代的一群無力的人所患的病。他們表示精神醫學所定義的「正常」基準，正是活在新自由主義時代，徹底執行自我管理的現代人的樣貌 [15]。

美國精神醫學學者羅拉・希爾施本（Laura D. Hirshbein）有一個非常有趣的研究。憂鬱症被廣泛認為是屬於女性的疾病。因為不管拿哪個國家的哪個年齡層來比較，女性的憂鬱症發病率總是比男性高出 1.5 ～ 2 倍左右。1970 年代以後，隨著這些統計結果逐漸為人周知，從生物學角度、社會學角度去分析女性為何比男性更加憂鬱的研究便紛紛出爐。希爾施本指出在過程中參與抗憂鬱劑臨床實驗的受試者大多數都是女性，而這個事實並未遭到質疑。也就是說進行臨床實驗時只有女性受試者，結果導致憂鬱症的疾病劃分形成時便只以女性為基準。如此看來，憂鬱症並不是好發於女性的疾病，而是以女性的症狀為基準被劃分的疾病。這也是為什麼光憑現行的憂鬱症診斷基準，不容易順利掌握到男性憂鬱症的原因。[16]

韓國社會中也有許多以憂鬱症為主題的研究。其中一項研究是將提及憂鬱症的媒體報導的爆發性增加視為有意義的變化，並觀察媒體是在何種脈絡下處理所謂憂鬱症這樣的疾病，透過憂鬱症去分析韓國社會的變化。[17]

另外也有研究認為人們對憂鬱症的刻板印象會逐漸變淡，且憂鬱症開始被稱為「心的感冒」，變成一般人也很容易經歷的常見疾病，是憂鬱症的藥療化，或者生物醫療化（biomedicalization）所導致的結果。這些研究批評韓國社會中關於憂鬱症的言論，是在新自由主義的秩序下被社會性地組織而成的。[18]

延世大學碩士學位論文〈精神性痛苦的意義與憂鬱的社會性結構〉的作者李宥林（音）也批評，在這種風氣下，製藥產業的資本具有壓倒性的影響力，使疾病的「社會性」結構被替換成疾病的「企業性」結構。這種時代的風氣會引發什麼呢？李宥林指出，在翻譯情緒性的痛苦，為其賦予意義並加以分類的過程中，抗憂鬱劑被賦予重責大任，但這「憂鬱的藥療化」卻給出了一個矛盾的雙重訊息——因為憂鬱症是一種嚴重的疾病，所以必須去醫院，但去了醫院之後靠藥物就能輕易解決了。她批評抗憂鬱劑被認為是在新自由主義時代下進行自我管理的方法之一，比起去政治性地思考藏在個人痛苦之下的社會結構性問題，更傾向把問題回歸到私人的、心理的方面。「抗憂鬱劑是當代的結構性力量和時代要求的人類標準所濃縮而成的物質。」李宥林如此說道。[19]

OECD（經濟合作暨發展組織）成員國中自殺率第一的國

家是韓國，基於這個事實，也有研究在探討憂鬱症發病率和自殺率之間的關係。[20]

　　女性的憂鬱症發病率幾乎總是比男性高，這項事實也引起社會學、人類學、女性學等各個領域的人士投入研究。韓國國內也有許多研究對女性憂鬱症的高發病率抱持問題意識，去分析女性（或母性）與憂鬱症之間的關係，並把研究重心放在社會向女性施加的痛苦或壓力上。[21]

「書寫」可以成為治療

　　因為能以表面看得見的症狀為基礎對精神疾病做出分類，精神醫學的信賴度得以提升，可以把有類似症狀的患者們視為群體一起治療。但如前所述，DSM 存在許多限制。患者並不是一個飄在半空中的存在，而是擁有特定的人生脈絡、具有主體性的存在。疾病的症狀、分析症狀的方式，都透過各自的生命脈絡與主體呈現出不同的樣貌。將這一切分門別類、數據化，用千篇一律的方式診斷或治療，真的是最合適的嗎？光憑 DSM 診斷準則是不夠的，病人明白這一點，而醫師也明白。既然埃米爾・克雷佩林的後輩們做了 DSM，相對地也有一些學者提出了其他對策。20 世紀初，美國精神科醫

師艾道夫・麥爾（Adolf Meyer）和德國哲學家卡爾・雅斯佩斯（Karl Jaspers）對精神疾病提出了四項治療觀點，呼籲要一併考慮這些觀點後，有系統地去幫助病人。

第一是疾病（disease）的觀點。這在其他醫學領域是普遍被用來看待患者的觀點。認為患者的問題是由特定期間內的機能性、構造性疾病所導致。發現症狀後，便在體內探究其原因，並予以治療。從大腦的生理變化觀察出失智或思覺失調症狀，正是根據此種觀點。所以醫師必須這樣問：「患者得了什麼疾病呢？」、「哪裡覺得不舒服呢？」

第二是維度（dimensional）的觀點。有些人個子很高，有些人個子很矮；有些人智力高，有些人智力低。在全人類中，人們各自位於不同的生理學、心理學上特性的分布圖內。而其中有些人是程度特別的。維度的觀點就是認為位在分布圖上極端位置的人，會被 DSM 分類為人格障礙。給予特定刺激之後，這些人會表現出病態的反應。因此醫師必須這樣問：「這個人原本就是這類型的人。該如何有效地幫助這種人呢？」

第三是行動（behavior）的觀點。這個觀點是不管因為何種原因導致當事人的心理衝動，都認為心理衝動會引發厭食、性倒錯、性慾異常、上癮等特定行動。所以醫師必須這樣問：「患者是因為遭遇何種痛苦，才會反覆出現特定的行

動呢?要如何協助他改變行動呢?」

　　最後一項則是生涯史(life story)的觀點。患者們之所以痛苦,並不是因為疾病,也不是因為他們是他們,也不是因為他們的行動。他們痛苦的理由,是因為那些在人生中偶然必須面對的東西。生涯史觀點在敘事結構中說明了患者的精神狀態。在特定環境中發生了一系列事件,而出現了由此導致的結果。患者可以透過重新書寫自己的故事康復。所以醫師應該這樣問:「患者經歷了什麼事,才會出現這種症狀呢?患者的症狀和他經歷的事情有什麼關聯呢?」

　　生涯史可以寫成各式各樣的版本。可以以父親與我的關係為主去鋪陳;也可以從階級的角度描繪;能以荷爾蒙為中心,以一種生物學的角度延伸;也可以敘述女性的壓抑與解放。以治療來說,那故事是什麼版本並不太重要。能否讓患者透過重寫人生故事,得到消化了該狀況的感覺,才是最重要的。[22] 我原本不太能認同以 DSM 為基礎,「像在漢堡店加點生菜一樣隨便給藥」的生物精神醫學治療方式,而這四項觀點讓我感到豁然開朗。我遇見的那些女生們在理解自己的病時,大多都已經把這些觀點全都考慮進去。不是只從某個特定角度去理解,而是把我生病的部分、我是一個獨立個體、我做出的行動以及我所經歷的事整體都考量過後,再去面對自己

的疾病。

隨著造訪精神科的人越來越多，書店也不斷出現各種關於精神疾病的隨筆。我認為這些書是患者們站在生涯史的觀點進行自我治療的過程。雖然以治療角度而言，這些故事是什麼版本並不是很重要，但在這裡我想再稍微貪心一點。就算是站在生涯史觀點記述自己的疾病，我還是希望年輕女性們的痛苦不會只被當成是個人的問題。我們在記述疾病時，假如發現各自為了生存所必須面對的背景狀況很相似，就意味著有必要在更大的空間討論。為此，我整理了我在本書第2部中女性們的疾病敘事裡共同發現的東西。

以自己身體的專家之姿參與治療的女子們

女性會根據各自的情況和喜好選擇治療的方式。

雖然大部分人選的是以生物精神醫學為主的藥物治療，但也有人不是。有些是覺得光憑藥物治療還不夠，便開始尋求其他的解決方案。對於每天都必須和痛苦正面相對的人而言，去探討這些治療中哪些才是正確的，或者哪些具有科學邏輯並不重要。只要有辦法治療，不管是吃藥、諮商、用迷幻藥、上帝還是神明降乩都沒有關係。

芝賢說她不相信現代醫學，卻還是強調處方藥很重要。

「我去看了八字、算塔羅牌，也接受了心理治療，但其實……我就是不相信現代醫學而已。人們不是對藥有很多負面的偏見嘛，我也很怕吃藥。但如果連這都不吃的話好像不行，因為我一直很不舒服，也睡不好，這樣沒辦法恢復的。因為吃藥可以解決吃飯和睡覺的問題，所以就先暫時接受藥物協助，至少吃和睡得先解決才行……」

世莉則沒有吃藥，但持續進行以拉岡精神分析學為基礎的心理諮商。

「他們（我去諮商的地方）把來諮商的人帶往空白的地方稱為治療。我們人在長大的過程中，會不停在自己內心建立標準嘛。隨著經驗累積，思考的方式會固定下來，越來越容易變得只用同一種方式思考。他們說要把那些全都淨空，才有可能（讓思考的方式）轉到別的方向。因為改變實在太困難了。覺得沒有辦法靠身體的荷爾蒙之類的治療。諮商師絕對不會先對我提出任何建議，連書都不會推薦我看。他花很長時間讓我理解他對我並不了解的事實。我們一般去接受治療的時候，都會預設這個專家一定比我更了解我大腦的狀

態不是嗎？但我接受諮商之後慢慢懂了。啊，這個人對於我感受的東西其實完全不了解啊。而那個最了解、最應該述說的人就是我自己了。韓國的醫療體系在形成的時候就是非常資本導向的嘛，而且所有的診斷系統都是從美國傳進來的。但付錢建立那個系統的是製藥公司嘛，我覺得這個系統的速度太快了……為了得到診斷走進診間不過才幾分鐘的時間，（醫師）絕對不可能知道眼前這個人是因為什麼原因才變成這樣的。我覺得嘗試想這樣做的系統本身就不太對。」

醫師與患者、諮商師與來談者之間雖然是為了治療相互協助的關係，但身為治療的人和被治療的人，這種結構使他們之間不得不產生權力關係。也有女生會在這樣的結構下感受到壓力，有時也會因為對方和自己並非同樣處在當事人的立場，就算敞開心胸把話說出來，依然覺得茫然自失。

已經開始諮商超過 2 年的敏知是這樣說的。
「我還是常常在諮商之後覺得困惑或者羞恥。我很討厭在別人面前哭。但諮商的時候哭很多次，真的很討厭。尤其不是講工作，而是講到家人的事的時候哭出來的話，真的很痛苦。我跟妳的關係算是同等的嘛。我們年紀一樣，也是朋

友，也知道彼此在做什麼事，也知道我們彼此志同道合。但是替我諮商的諮商師不是啊。我對諮商師個人的情況完全不了解，他比我大，而且是來治療我的人耶。而我是病人。這種差距會帶來一種茫然，我不知道我講的話聽在這個人耳裡是怎麼樣的，那種情況讓我覺得很寂寞。」

芝賢也是轉診了好多間醫院，努力想要找到適合自己的醫生。據說有人推薦的地方她都去了。她有一間跟醫生關係很好，固定去了1～2年的醫院。但在她狀態變得最差的時候，卻沒有辦法再去那裡了，因為很擔心會讓醫生失望的關係。

「人類的心理好像非常巧妙。醫生和我終究還是處在一種關係裡面。（就像對其他人一樣）我好像還是得把自己還算好的狀態展現給這個人看，好像必須展現出接受治療之後逐漸變好的樣子，才不會讓他失望。但我的狀態又變差了，所以變得很害怕（跟醫生）見面。」

芝賢雖然受到醫院很大的幫助，但她說她現在想要成為比「狀態維持得很好的憂鬱症患者」更進一步的人。

「去了醫院，大部分的人好像都在安慰我，叫我不要太逞強。讓人覺得我的界限好像已經被訂好了。每次這種時候，我甚至還會想自己真的只要滿足於能吃能睡、排泄順暢的狀態就好了嗎？好像沒辦法這樣過一輩子啊。我的焦慮症和憂鬱症，某方面來說也可以是讓我成長的動力啊，我又不是抱著多大的野心。每次想嘗試些什麼的時候，醫院就會說那有風險，然後阻止我。說如果狀態變糟的話怎麼辦，就講這些。有點像我沒有自主權的感覺。」

醫院的治療、諮商過程雖然都可以說是對她們很有幫助，但更重要的是當事者們的相遇治癒了彼此。藝斌遇見了自殺者的遺族、賢智在精神病院認識了一群人，還有戴倫參加了思覺失調的病友會，這些都讓她們得到許多慰藉。

在準備離婚的過程中前往醫院看診的秀貞告訴我，比起精神科的治療，她從非暴力溝通（Nonviolent Communication, NVC）中學到的東西對她而言更有幫助。

也有一些人選擇使用韓國禁用的西洛西賓（psilocybin）和 LSD 等使用迷幻劑的治療法。LSD 在韓國抗精神病醫藥品中被指定為「가（ga）目」（最危險層級），用它治療雖然乍聽之下很不可思議，但 LSD 剛問世時，對各式憂鬱症等精

神疾病都表現出卓越療效，曾被盛讚為奇蹟的神藥。但榮景也只是一時，1960 年代大量被嬉皮人士濫用的 LSD 成為無節制與放縱的象徵，而美國政府在 1970 年將 LSD 和西洛西賓列為一級毒品。之後所有臨床實驗都被迫中斷。直到最近，LSD 才小心翼翼地嘗試重啟其作為治療藥物的可能。[23]

　　儘管 LSD 被汙名化為極惡的毒品，但令人驚訝的是它不具成癮性，反而對於治療過度用藥（藥物中毒）有絕佳的效果。與 LSD 結構相似的西洛西賓由毒蠅傘菇之一的裸蓋菇屬（psilocybe，俗稱迷幻蘑菇）蕈類萃取而成，是自然狀態下存在的物質。墨西哥的馬薩特克（Mazatec）原住民會在食用此種蕈類後舉行薩滿儀式。其實不只墨西哥的原住民，無數存在於人類歷史上的薩滿或巫師們都會透過藥草進行靈界體驗，藉以治療共同體內生病受苦之人。幻想與現實之間的界線變得分明，而現實以外的東西被認為是不科學的，則是在近代科學出現以後才開始的。從人類史整體的角度看來，這種「脫巫術化」的歷史跟薩滿—巫術的歷史比起來短得多了。

　　雖然我曾訪問使用過西洛西賓和 LSD 的受訪者，但要把他們的經驗用文字傳達是有點困難的。感覺他們的經驗本身是超越語言的。他們共同的證詞是「與自然合而為一」、「感受到跟許多生命的連結」、「巨大時間洪流中的一部分」、

還有「愛」等等。

像 LSD 這種單一的藥物是如何協助治療各式不同的精神疾病呢？研究團隊表示 LSD 可以減少「預設模式網路（Default Mode Network，以下稱 DMN）」的活動。DMN 是兒童發展階段中直到兒童後期才會開始運作的頭腦部位，功能是維持自我認知。DMN 的活動越活潑，對於自我的感覺和認知就越強，越容易沉浸於內在世界，而活潑的狀態達到極端時就會變成憂鬱、成癮、強迫。LSD 可以透過妨礙 DMN 活動帶來自我分離感，進而喚醒過去壓抑的大腦各領域。

就算 LSD 不能作為治療用藥，這樣的研究結果也讓人有深刻的感悟。不管是怎樣的念頭，憂鬱都和向著「我」的執念有關。自我分離之時（而不是在自我被強調的時候，也就是從一開始就並非重要問題的時候），心就會變得更加平靜。

良好的存在

最後我想要介紹兩個和宗教有關的案例。每當面對深刻痛苦時，任何人都可以成為靈性的存在。而每個人發現這個真相的方式都有些不一樣。

在任何人眼中看來，小時候的惠林都像是個患有憂鬱症

的孩子。從幼稚園一直到國中，被排擠的日子合計就有10年。上了高中之後也持續被霸凌，於是她開始拒絕上學。高中入學一周之後就自行休學。媽媽雖然硬是把整天待在家的惠林帶去了醫院，但惠林並沒有接受治療的意願，家人都很擔心。某天，姨婆把惠林媽媽和惠林帶去自己平常去的教會。教會的人一次都沒稱呼過自己的教會是「教會」。那裡的名字叫做「共同體」。

　　我那時十七歲，她們說我身上有魔鬼。殺人的鬼魂、淫亂的鬼魂、憂鬱的鬼魂，這些鬼魂都附在我身上。現在想起來那個共同體好像就是要說得很嚇人，告訴我只要來這裡就可以得到治療，用這種方式拉人進去。那是他們的策略。當時我連上廁所的力氣都沒有，每天就是病著躺著，媽媽精神上也很疲憊。因為快被逼到沒有退路了……」

　　她和媽媽在那裡度過了3年。共同體的邏輯迴路已經寫好了，就是人們一旦加入，就會爛在這個地方。他們首先會讓小孩休學，不讓他們去學校，就能花更多時間待在共同體裡。這是為了讓他們被孤立。

「在共同體裡強調的是『只要撐過 1335 日，我們就能成為上帝所用的偉大道具，使徒行傳的下一章可以由我們來續寫』。那時才十幾歲，大家都有所謂的夢想和未來展望吧。聽到他們說上帝未來會賜給我們極大的榮耀，心裡不知道有多心動、多期待。一心想著『就算跟別人走不一樣的路，上帝也會補償我的』，連自行休學這種脫離常軌的事，都沒想太多就做了。據說新天地也常慫恿信徒休學，聽起來就是一樣的手法。」

一般來說，信徒們大多都經歷了事業失敗等人生中的苦難與挫折。教會則向信徒們傳播他們的人生意義是「為了實現上帝準備的願景」，藉此綁住信徒。

在偽宗教（pseudoreligion）度過的 3 年，使惠林的躁鬱症症狀變得更加嚴重。

「因為不是專業的治療，而是靠宗教體驗去填補，好像讓我的躁鬱週期更嚴重了。宗教的情緒被激起來的時候也會非常情緒高漲，相對覺得自己好像被淘汰的時候，感覺就像爬在憂鬱的沼澤裡一樣。我猜或許是因為像這樣在兩個極端之間往返，才變成雙極性的。以治療層面來說，就是在第一

次看診之後毫無作為，白白度過了 3 年。

　　我把當時我人生中最重要，又覺得最茫然的『前途』獻給了上帝，除此之外也在其他領域努力想要表現出『忠心』。當然不是說完全沒有感受過『和上帝連結的瞬間』。唱讚美詩的時候、雙手伸向天空祈禱的時候、連水都沒喝進行 72 小時禁食的時候，我迫切地盼望上帝的眷顧。而我的願望的確獲得了一些反應。胸口被從前沒體驗過的方式溫熱，就像乾燥的海綿一樣吸滿了靈性的滿足感。我那個時候意識非常清醒，也可以敏銳地感知到發生在我身上的各種事情。雖然我所屬的地方的確是所謂的偽宗教（或者稱為基督教異端感覺更明確一點），但我在裡面也真的體驗到靈性，某種程度上也有肉體的觸發。我認為不管是怎樣的經驗，它進到一個人身體的瞬間，就成為物理上的實際存在，會對我們的人生造成影響。如果要用比較宗教的方式比喻，就好像神的雙手緊緊地抓住我，在我的身上留下了鮮明的痕跡一樣。脫離宗教集團之後，我也完全無法否認神的存在。一刻都不想。」

　　惠林無法否認神的存在，另一個好處就是也擋下了她自殺的念頭。雖然想立刻跳樓或上吊自殺，但一想到死的瞬間會落入永遠的地獄，就實在下不了手。只要相信死後的世界，

自殺對惠林而言就不能中斷痛苦，而是會觸發永久痛苦的事。

「對於十幾歲後半段的我而言，我敢說那時上帝就是我的全部。因為覺得沒有任何東西被握在自己手裡，就更迫切地去依賴上帝，那份依賴讓我的生命延續下去。我曾好幾次站在大到足以讓身體穿過的窗邊；也曾經哭著站在十字路口，想等有車來的時候衝出去。還曾經用頭把公共電話亭的玻璃撞破，然後用那玻璃碎片割腕……是上帝讓我停下這一切自殺念頭的。現在是因為我的生命裡多了其他資源，就算沒有把上帝當作日常的重心，也可以照常好好生活。但對那個時候的我來說，是沒有這些資源的（或者說認為自己沒有）。」

只能依靠上帝，變得更依賴、更迫切……現在已經沒辦法那樣去尋求上帝了，也覺得有點可惜。結果所謂的純粹，不也是跟偏激相連結的嗎。那麼純粹地只仰望著上帝的我，在現實中其實是被驅逐的人。我的苦痛跟其他人的苦痛比起來，搞不好根本不算什麼就是了……」

卡莉過去曾用洪昇姬作為筆名寫作，是一個作家兼表演藝術家，現在則從事巫堂的工作。我曾經讀過她寫的有關躁鬱症治療的文章，不久前聽到她成為乩身的消息，於是提出採訪邀請。雖然我因為採訪憂鬱症的關係持續有接觸巫俗信

仰的故事，但那時正好找不到可以用話語證明的人。我們約在日山的一間咖啡廳見面。

「二十出頭的時候我被診斷出憂鬱症。那時候覺得問題在於這個社會，所以沒有固定去醫院看診。而且那個時候也有世越號事件，就覺得憂鬱是每個人都必須經歷的。這種憤怒和絕望讓我只去了精神科幾次就不去了。」

她疲憊的時候就去街上進行類似沉默示威的表演。雖然說是表演，但其實是接近冥想修行的行為。把湧上來的負面情緒昇華成藝術行為，而自殺的衝動也隨之變強的時候，她去了印度。她在印度過著流浪生活，並向印度修行的導師（guru）們學習。雖然她在印度的修行中充分得到治癒，但一回到韓國，便再度被診斷出躁鬱症。

「我在韓國不得不吃了 3 個月左右的藥，那個時候還做了墮胎手術。然後停了藥，完全只靠熬夜寫作來排解。就這樣出了一本叫做《紅線》（2017，geulhangari 出版）的書。那個時候覺得一切都很令人憤怒。作為一個女性，連發生在自己身體裡的事情都被禁止述說，我非常討厭這種風氣。」

她又再度去了印度。在這之後她和埃及、祕魯等世界各國的薩滿一起，參與他們的治療儀式，正式展開海外生活。此時也開始對巫俗信仰產生興趣。

　　「被稱為薩滿的巫堂不也是長久以來用酒、藥草之類的東西照護、治療人們嗎。我才發現原來還有當上乩身的人也一起參與，接受神靈的那種習俗，大部分從事這種職業的人都是女性嘛，她們在西方世界被指控為女巫，遭到虐待或處以火刑。所以我就在想，屬於我的角色是不是就是巫堂呢？開始為這些事情煩惱。」

　　在這之後，她下定決心要成為乩身，於是回到了韓國。

　　「我很煩惱自己經歷的那些幻覺，到底應該接受醫學的治療，還是應該用宗教的方式處理，這好像是我人生中一條重大的分岔路。」

　　卡莉的父母是虔誠的基督教信徒，親戚中也有人是牧師。卡莉在許多宗教之間苦思良久，最後覺得其中能以最不暴力

的方式解釋她症狀的宗教，就是傳統的巫俗信仰。而給她建議的人是教會的牧師。

「因為信了基督教之後，就一定會被迫接受驅魔儀式。而且他們說刺青也是惡魔的象徵（卡莉有很多刺青）。牧師說我在教會會被當成驅魔的對象，而且儀式可能會很暴力。他說當上巫堂的話，也可以跟人們產生連結，說社會上也必須存在很多這樣的巫堂。」

於是卡莉接受了降乩，一般來說請求降乩的費用會非常高，但卡莉幸運地沒有被收費。

「巫俗信仰的體系真的可以超越一切不是嗎。可以解釋人類社會的所有痛苦，而那個解釋的權力掌握在我手上，是一股很大的助力。像這樣賦予女性解釋權的宗教也並不常見對吧？因為一般來說上帝就是天父啊。」

巫堂同時也成為女性得以講述自己故事的管道。實際來找卡莉的客人有 99％ 都是女性。卡莉說雖然有很多方式能用語言去解釋憂鬱症和躁鬱症，但那跟她的故事並不吻合，感

覺都是用男性的標準在講述。所以她學習生辰八字、陰陽五行，找出了不同的解析方式。

「我的情況是想死的時候找到了巫堂，而實際上來找我的客人之中，也有很多是痛苦到想要尋死而來的。所以在這世界上真的找不到答案的時候，我想要為在那種時刻找到我的人開一扇門。」

卡莉問我的出生年月日，幫我看了八字。她說我的五行裡水特別多，完全是足以當上巫堂的八字。我跟她介紹我要做的這本書，她聽了還笑著說「您在做巫堂的工作呢。」。卡莉說她對自己達成的仍抱有恐懼，說「感覺好像被解釋成完全走錯路，比垃圾還不如的人一樣嘛。」我和卡莉聊了很久關於那些獨自操辦巫俗儀式的女人的事。那些在從前會被當成獵巫對象，處以火刑的女人們。

「據說以前的巫堂們不太讀書。因為以男性為主的敘事結構和分析框架本身和自己不合的關係。所以就是插科打諢、發一些類似喃喃自語的牢騷，那些東西口傳下來就變成咒了，降乩時念的。

只有在降乩的時候女人才是最大的，所有人在巫堂面前都得跪拜，也能對男人隨便大小聲。平時那種能量被壓抑了，但藉由巫堂得到了能主動把自己的故事講出來的力量。不管丈夫說什麼，都能站出來和父權正面對峙。過去社區共同體的女性們就像這樣共享著一種語言。

　　我覺得這種人際網本身就具有很大的力量。想到這個就覺得就算不去教會也沒關係，重要的是有意識（像巫俗信仰般的凝聚意識）的人要越來越多。現在已經是女人也能寫文章的時代了。也有很多人（跟您一樣）在做集結女性故事的工作。就算不做傳統的巫堂，也能用新的方式去化解，我覺得多虧有這些現代版的巫堂，感覺新的、好的能量場越來越多了。」

　　我在第 1 部中探討了確診憂鬱症後女性憂鬱症當事人在治療過程中經歷的各式裂痕。第 1 章討論了女性的痛苦被忽視的現實與根源；第 2 章探討了診斷具有的雙面性；第 3 章則介紹現代精神醫學治療誕生及變化至今的歷史，並介紹了在現代治療法中沒有得到適切說明，或者認為說明仍然不足的女性們的故事。

　　雖然已經介紹了只強調以藥物治療精神疾病時常被輕忽

的幾個要點，但我依然感到小心翼翼。因為人們對精神疾病的偏見和對藥物的誤會，仍然有許多人無法獲得合適的治療，或者延誤了治療時機。其實最好的是，投入充足資本並在受過完整訓練的專家所布置的領域下，得到足以分析自己疾病的資源。

受過很大痛苦的人，都會想要獲得自己可以接受的解釋。首爾市也是越貧窮的區域，社區周邊就有越多算命館。身處社會邊緣的人們，之所以沒有選擇去醫院接受專家合適的治療，是否正是因為無法觸及專業的醫療服務，或者在其中總是備受委屈呢？

我記得芝賢說生病的人除了「病好」之外，所有的欲望都會受阻的事。在醫院時每當我想開始做這本書，就有種默默被阻止的感覺。他們似乎認為一直聽別人講述憂鬱症的故事，會讓我的狀況變得更加岌岌可危，而那某方面來說也是事實。但對我而言這件事並不是選擇的問題。而是為了治療，我需要做這件事。假如我有在醫院感受到被充分尊重，有透過其中的知識感受到我儘管生了病也依然是個完整的存在，那麼我就不必花這麼長的時間和力氣去尋找跟我一樣的人，不用記錄成文章了。我認為那樣會更好。

如果我們用來解釋痛苦的資源不夠，那麼我們就必須重

新撰寫、重新敘述、重新發現那些資源才行。要從最初誘發痛苦的原點開始說起。各位在接續的第 2 部將讀到女子們為了理解自身憂鬱症，利用各式治療的資源直接敘事的內容。期盼這些故事不只停留在個人的論述，而能成為一個契機，讓我們進一步探索那些圍繞在痛苦周圍的社會脈絡。

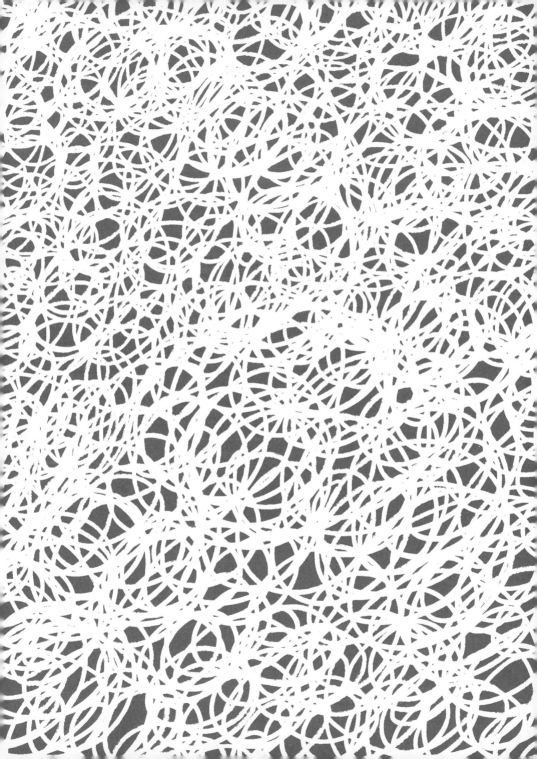

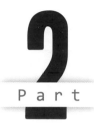

Part 2

可以死去，或活得不憂鬱嗎

第四章

家人

我認為
守護媽媽
是我的工作

小時候看書是我用來逃避的方法。書永遠在那裡。不管多悲傷、多空虛、多不幸，一拿起書的瞬間我就能脫離現下的狀況，把心全然交給身處陌生時空的故事主角們。書會給我永恆不變的愛，也不會離我而去。

　　寫作則被我用來面對難以承受的痛苦。所謂寫作這件事，真的存在非常神秘的一面，雖然好像在寫每個時期思考的不同事物，但時間流逝之後會發現內容驚人地具有一慣性。我最早寫的東西大部分都是關於家庭暴力的故事。重讀之後發現內容保守的程度令人吃驚。文中的我甚至讓人感覺有點木訥，真不知道自己寫了什麼，我7年前寫的文章是這樣結束的：

　　夢裡的我隱約察覺了這裡是媽媽逃走的分叉口，接著明白了最重要的事。突然在腦海中一閃而過。假如我再稍微多承受一點恐懼，去幫媽媽的話，就不會發生那種事了。其實那因懼怕而退縮，彷彿小狗般的雙眼是朝向我的。那是向我求援的眼神。媽媽不停向我投以求助的目光但我拚了命地忽視。我轉頭就走，回到我的房間，蹲坐下來閉上眼睛，把耳朵摀起來。只需要我的小小勇氣，就能抹去那女人無法忍耐的巨大痛苦，我很確信。我卻眼睜睜看著這一切發生。

　　而我接下來了解的事其實令人困惑。父親的權力使我的

人生、我的家庭變得窒息，我憎惡那權力，但同時也愛著它。我對那權力展現完全服從的同時，感受到某種安穩與放心。我不想改變情況，想一直服從下去。而這似乎就是我對媽媽視而不見的理由。

一想到這裡，我發現原本抗拒的念頭居然是事實，於是感到非常困惑。接著夢就醒了。

心情感覺像被巨大的石頭重重壓著。

雖然重讀一次很痛苦，但無論如何這些文字呈現了我當時對於自己遭遇的暴力是怎麼想的。由現在的我看來，這些文字完全就是遭受家暴後產生心理陰影的被害者所寫下的。因為被限制在無法逃脫的狀態，持續遭受暴力，比起改變狀況或行動，被害者只能選擇改變自己的意識。把事情想成是自己選擇了這個情況，或者把現況當成不錯的事嘗試接受，也會反向去擁護加害者，覺得對方比身為被害者的自己還要可憐。長久以來沉浸於痛楚中的人，很難對新生活抱持新的態度和思考方式。比起陌生的幸福，人們更傾向會選擇熟悉的痛苦。

站在痛苦的中心寫下的文字，必然只能獲得失敗。因為在讀者泫然欲泣之前，作者就已經先哭了。我在這時期的書

寫不是為了給別人看的，反而更接近是哭哭啼啼下嘗試的一種自我療癒。我經營名為「河馬書房」的寫作聚會很長一段時間，經常遇見那些屬於最初的發聲的文字。讀了這些文字，不管是誰都很難隨便給出回饋。因為文字和作者之間太過緊密，所有人會在一陣靜默之後，開口說出一些與其說是回饋，反倒更接近安慰的話語。每次遇到這樣的文章，就會再次明白我們究竟有多熟悉家庭暴力和性暴力的記述。明明是很重要的事，卻實在太過常見，聽都聽膩了。所以沒辦法好好傳達出去。寫的人也很清楚知道。

痛苦也是資訊的形態之一。不是展示痛苦本身，而是展示經歷痛苦的當事人──更進一步來說是「一個人類究竟是何種存在」的資訊。寫這本書的期間，我遇見了很多曾經被據說愛著自己的人施暴的人。被父親、母親、情人、朋友傷害，留下了傷口。跟他們對話之後，便不得不面對發生在原本期待溫暖而人性化的關係中的殘酷暴力。日常生活之於他們是一場災難，而且還是只能獨自承受的災難。是無法被確切紀錄、無法獲得認同的災難。

憂鬱一直持續下去，於是當事者會一直抱持著疑問：我為什麼憂鬱呢？是因為什麼呢？是從何而起的呢？不停地自問自答。每當我訪問年輕女性，聽她們說話的瞬間都會這樣

想：「她們的故事被反覆寫了又寫。」我會在第 2 部中介紹那些女生所分析的，足以成為憂鬱原因的東西。家人、戀愛、社會等各種因素，彼此之間有機地相互連接。她們不會只把某項特定因素（例如家人）推論成憂鬱的原因，而就算在一切都敘事完成，即已經得到自己能夠接受、足以說明憂鬱的語言之後，憂鬱症狀依舊不會輕易離她們而去。總之在家庭之中，也有必要去釐清怎樣的環境會傷害到人。為了不再重蹈覆轍。

從沒有記憶的小時候開始：憂鬱是一種生存策略

「妳是從什麼時候開始得到憂鬱症的呢？」被這樣問的女生們據說會因為兩種理由感到困擾。第一，要如何定義憂鬱症的開始呢？是在精神科被診斷得到憂鬱症的時刻？還是感受到深深悲傷的瞬間？出現尋死念頭的時候？每個人人生中都會經歷悲傷和挫折，根本不知道怎樣程度才可以說是生病的程度？憂鬱到底是從哪條分界開始變成「憂鬱症」的呢？

每個人用來描繪憂鬱症狀的話也不大相同。「挫敗感」、「混亂」、「憤怒」、「無力」、「自殺的衝動」、「不安」、「強迫症」、「自殘」、「覺得胸口有一塊大石頭」、「感

覺快要死了」、「百無聊賴」……

第二，因為憂鬱症是長久以來的老問題感到困擾。她們從很小的時候開始就一直和憂鬱症共同生活，早到難以定義起點的程度。許多受訪者告訴我她們是從幼年期或青少年期開始憂鬱的。不過一直沒有發現這樣的情緒狀態和別人不同，直到長大成人之後才因為特定的契機到醫院就醫。

「那妳為什麼會憂鬱呢？」這個問題也同樣令人困擾。因為憂鬱並不是由單一的事件觸發的。但隨著對話繼續下去，我們便會開始說起家人的事情。

我和有珍是在一間洋酒吧認識的。我問她最早發現憂鬱的瞬間是什麼時候，有珍說起了出人意料的小時候的故事。

「說到得憂鬱症的話，一般人都會聯想到成年人不是嗎。如果說五、六歲的小孩有憂鬱症的話，人們的反應都是『說什麼呢，真是的』。但那不太對，我覺得。我認為真的很小的孩子也可能會得到憂鬱症。

小學 5 年級的時候，我每天都躺著，因為實在太有氣無力了。到現在還會想起我當時寫的日記。我是這樣寫的：『真的好累，什麼都不想做。要是有一隻小狗就好了……』那個時候我連憂鬱這個詞都還不曉得。我那時的情況真的很糟。

因為知道爸爸外遇的對象是誰，還目睹那個人跑來家裡抓著媽媽的頭髮。媽媽總是把我們關在房裡。每一天都過得很痛苦。」

有珍說她躺著度過了好長一段時間，為了不再回想起來，為了逃離無處可逃的家庭環境，她把自己關在幻想之中。

「幸福對我而言好像是不被允許的。因為一有幸福的感覺就會馬上聽到皮鞋的聲音。叩、叩、叩，那是我的『trigger』（觸發憂鬱或焦慮等特定情緒的契機）。我有 3 個 trigger，窗戶玻璃破掉的聲音、皮鞋鞋跟的聲音，還有家裡的菸味。」

深夜，爸爸穿著皮鞋回家的腳步聲預告著寧靜即將被打破。不久之後家裡就會開始飄散著菸味，偶爾會有窗戶破掉的聲音。無止盡的暴力讓有珍完全無法感到幸福，所以她一直拚命忍耐。躺在床上什麼都不要去感覺，讓自己進入憂鬱狀態吧。那樣就不會有任何情緒起伏了。有珍說維持憂鬱的狀態是她生存的本能。

「爸爸身上沒一個地方是沒問題的，那個混蛋。」

有珍稱呼她的爸爸為「加害人」。

「我們一家人都很無力，除了身為加害人的爸爸以外。我原本以為那是我們的特性，但經過 6 個月的治療，我才發現自己居然是可以這麼充滿熱情的人。我的家人其實也不應該是那個樣子，就像沾滿灰塵的舊家具一樣默默有氣無力地活著。幾乎誤以為那是我們的本性了，真的太可憐了。仔細一想發現每件事都和爸爸有關。但有自覺並把那些事情記得一清二楚的人只有我。媽媽說過去的事就讓它過去，現在再來責怪也不能改變什麼，就說類似這種話。大家都是用精神勝利法，都被（爸爸）害成這樣了。」

有珍說她不喜歡提到家裡的事。去諮商的時候也覺得不太舒服。其實不只有珍如此，其他受訪者也曾向我透露她們在診療室或諮商室說出小時候故事時，所感受到的茫然失措。這到底該怎麼說明才好呢。對那個人而言，我的故事能被用一個人對一個人的角度看待嗎？這些故事讓我多麼不堪哪。

「老爸外遇，又會打人……這在韓國不是老掉牙到不行的經典劇本嗎。諮商師不曉得聽過多少次這種事了。我真的

很痛恨自己的事被人當成刻板的內容，所以我會像在念 rap 一樣說得飛快。我爸會打我媽然後他外遇了。」

有珍說她在治療初期感到非常抗拒。

「這是家族史。老實說如果要追溯憂鬱症的源頭，就會想起爸爸打媽媽的畫面，但那是吃藥沒辦法治療的嘛。那治療到底有什麼用呢。這就是基因啊，要怎麼改呢，好像就是這樣越走越歪的。」

有珍在我們第一次見面之後傳來了下面的文字。

憂鬱症以各種形式折磨著我。讓我經歷了自我厭惡、自殺衝動、自殘衝動，還有無限的負面思考與挫折。嚴重的時候情緒混在一起，變成一片深度未知的黑暗吞噬了我。憂鬱不是感受不到幸福的狀態，而是情緒無法劃分，全都攪成一團，一起揮刀刺向我的狀態。我處在憂鬱狀態的時候，不會生氣，也無法感受到喜悅。我的憂鬱症似乎也是遺傳的，外家的不幸之中長久以來都有憂鬱症的存在。我媽媽最討厭的一句話就是「媽媽的不幸會由女兒繼承」，媽媽繼承了外婆

的不幸，得忍受充滿酒後暴力及外遇的破碎家庭。媽媽也想否認我患有精神疾病的事實，到現在都還是想否認。我爸爸在指責媽媽的時候，很幼稚地經常把外家的痛處掛在嘴上。我也必須常常聽到媽媽說「要用意志戰勝才行啊」之類的典型不願承認精神疾病的台詞。然我卻連揣摩那種心情都覺得害怕，什麼話都沒能對媽媽說。

有珍說她把很多自我寄託在媽媽身上。比起自己做錯事，甚至更害怕讓媽媽感到失望或生氣。她相信媽媽也是這樣的。在凶險的家庭事件中，雖然媽媽扮演了如安樂窩一般的角色，但另一方面如果她可以稍微放下那樣的角色，她的生活是不是就能過得比現在更加健康呢？有珍也有這樣的疑問。在有珍看來，所有家人都需要接受治療。其中雖然媽媽是最需要的，但有珍的媽媽極度否認所謂精神障礙的標籤。有珍幼稚園的時候，曾經在日記上寫著「爸爸媽媽吵架了，生氣了。」據說幼稚園的老師因為擔心所以打電話到家裡，媽媽抓著年幼的有珍，一邊搖她一邊說：「不能跟別人講那種事情。就算妳很辛苦也不能讓別人知道。」

「一直到十九歲為止，我的人生裡最重要的就是不能讓

媽媽失望這件事。」

　　有珍的家人們雖然都有憂鬱傾向，但決定站出來接受治療的人只有有珍一人。她積極地想找到使自己憂鬱的原因，並成功辨別出那不能再重蹈覆轍的暴力究竟是什麼。我問她最後還有什麼話想說，有珍說：

　　「我有句話非說不可。請各位一定要去找值得相信的醫院，然後嘗試接受 6 個月以上的治療。我看待人生的態度好了很多，請各位鼓起勇氣出發吧。」

當一個懂事的好女兒

　　家人無法成為憂鬱的防波堤，反而更像是造成原因的人。不管是不是出身所謂的「正常家庭」都一樣。因為必須從表面看來正常而幸福，有很多時候這樣的壓力反而更會引發嚴重的問題。有珍因為極度害怕媽媽會對自己失望，失去人生的意義，所以拚命想當好一個模範生。草莓則為了代替生病的哥哥成為「家人的希望之光」，從小就背負著讓人很有壓力的過多期待。敏知的父母則不僅沒給孩子零用錢買學校用

品，甚至連衣服都沒幫孩子洗，敏知只得身兼母職照顧弟弟。志恩小學 3 年級時就發現爸爸外遇，決定要守護媽媽，她代替其他的家人用諂媚的方式向爸爸討回了錢。她們全都是在童年或青少年期當了一個「好女兒」，長成大人之後卻因為憂鬱及焦慮症狀加劇前去醫院求醫。

　　我在京畿南部向日葵中心（據點）認識了亞洲大學醫院精神健康醫學系的張亨雲（音）教授，她是這樣把「好女兒」和憂鬱症連結在一起的：

　　「我認為女孩子們的情緒認知發展是從小受到阻礙的。她們被強迫要表現得像『親切可人』、『溫和有禮』這些話一樣，展現出親社會的一面。所以就算感受到憤怒等負面情緒，也會因為無法表現出來，而陷入進退兩難的局面。」

　　張亨雲教授說憂鬱便是往內在發展的憤怒。她也說「人在成長過程中，反覆經歷覺得感受到的情緒不屬於自己的情況時，情緒系統就會出現問題。」情緒的生成是無法阻擋的，但如果是下列的情況，我們便會去否認自己心中產生的情緒──什麼都不去感覺，只能一心生存下去的時候；覺得害怕但別人說這沒什麼好怕的時候；比起感受情緒，更重要的

是得立刻避免遭受某人攻擊的時候；沒有心思去感受遭到暴力或虐待的情緒時；感受情緒這件事對生存而言實在過於累贅的時候；當完整地感受情緒實在太過痛苦的時候……

我在韓國法務部設立的犯罪被害人創傷綜合支援機關——微笑中心見到了任旻京（音）臨床心理專家，也留下深刻的印象。當我問她若身邊有人得到憂鬱症，我們該做什麼，又不該做什麼的時候，她立刻回答這兩個其實是同一個問題。最重要的是接受這個人的情緒，並予以認可。絕對要避免的是不接受情緒、不願認可情緒的存在。如果有人告訴你「我好累」，只要回答「原來是這樣，你很累啊。」就可以了。最不應該做的則是說出「這種程度就喊累？」、「我那時候更累呢」、「少抱怨了」、「為什麼要想得這麼負面？」等話語，不願接受對方的心情或情緒，反而去比較或否定他的痛苦。

任旻京臨床心理專家告訴我，在韓國的成長環境下，人們似乎連最基本的互動都無法順利達成。人們很難表達自己的情緒，在諮商過程中也一樣。只要一牽扯到情緒，來諮商的人就會開始感到不舒服，嘗試保持距離、隱藏或者乾脆完全阻隔情緒。「你怎麼到現在還在講那種話？」、「都過這麼久了就忘了吧。」、「大家都是這樣過的啊」——自己的情緒像這樣

持續不被接受的時候，傷口就會越來越深。因為是家人，也很難死心。比起任何人都更想得到他們的認可——因為家人就是自己人生中最重要的一群人哪。如果自己的痛苦長期遭到否決，那麼在重要的瞬間就會失去想向外求援的意志，開始自我孤立，選擇走向獨自死去的路。我的情緒被認同了，或者不被認同。這是個能左右一個人生死的問題。

芝賢是這樣說的：

「我覺得我算是盡情活過了。（不過）真的很累的時候是自己解決。也不會跟父母說，覺得那是當然的。自己的問題當然要自己解決啊。不是也可以依賴別人嗎，但我做不到。然後就漸漸產生那種類似委屈的感覺。

就算向家人伸手求援，（家人的）反應也很怪。好像看到外星人一樣的反應。我自己真的痛苦到快死了才向他們伸出手，但換來的是莫名其妙的反應，就更說不出口了。我選擇不說，因為太悲哀了。因為我想著這是最後了向他們伸出手，結果得到的反應讓人無法承受，居然是「怎麼會有這種事呢」之類的反應。」

惠林也說：

「我覺得我會得憂鬱症的原因可能也跟我母親有關。我

媽從來沒有在情感上支持過我，也沒有同理過我的感受。而我是非常需要那些支持的人，母親則是一個從來沒有做過那些事的人。她是一個不管在多困難的條件下，都會靠努力和意志堅持下去的人。我想要在情感上獲得支持，但母親反而會更說一些刺激我羞恥心的話。我們個性真的很不合，所以我以前對母親有很深的怨氣。」

貝殼人因為憂鬱症的緣故獨自關在陰暗的半地下室頹廢度日的時候，她的媽媽、奶奶和小阿姨直接找上門來。

「我到現在還記得那個場景。媽媽像這樣往下瞥著我，跟小阿姨說『妳看她，她精神有問題了。』

有一天我就在隔壁的房間，聽到媽媽在客廳跟大阿姨講電話，她說『啊，生小孩的人真的是有病啊』。當時我剛開始去新的精神科看病，就因為這件事情，原本就有的自殺和自殘衝動變得極度嚴重，醫生那時都請我直接帶媽媽過去了。然後差不多同個時期，我就打開我房間的窗戶，想要跳下去。但那個時候我家的狗在後面看著，所以我記得我又爬了下來。

老實說，我覺得不管是我的家人還是親戚，都沒有一個能讓我敞開心胸傾訴，值得我信賴的人。我之所以會開始憂

鬱，好像就是因為不管我做什麼都沒用的那種感覺。就算跟家人講我的心事，反而會因此被他們傷到。所以就什麼都不說了。人家不是說去留學的話會想念家人，也會出現思鄉病嘛，但我在日本的時候，因為一個人在外面，反而對家人的憤怒就一湧而出。為什麼要那樣對我呢？為什麼做到那種地步呢？一直在反芻那些事，實在太憤怒了連覺都睡不著。」

　　據說去找任旻京臨床心理專家諮商的人，好像沒有人是家庭中只有一個人有憂鬱症狀的。當一個人經歷憂鬱症狀時，很多時候是那個症狀和他自身所處的先天狀況或家庭關係有關。而家庭成員中如果有一個人憂鬱，他的狀態就可能會觸發其他成員的憂鬱。例如母親因家庭暴力或生活困難出現憂鬱，女兒也跟著一起罹患憂鬱症的情況就是。很多女生都說「需要治療的人不是我，是媽媽才對。」

我恨媽媽，卻又懂她

　　如果是爸爸的話，可以直接恨他就沒事了。而媽媽雖然也是很值得討厭的對象，但我又能理解她，所以要恨她比較困難。我對媽媽的感情很複雜。在家庭成員之中，我最希望

得到媽媽的理解，但我跟媽媽的對話總是處在平行線上。不停地嘗試又不停受挫。只要我開始訴苦，媽媽也會開始講她的痛苦。媽媽也同樣希望得到我的理解，想讓我幫忙解決她的情緒。

　　秀貞告訴我她對她媽媽的複雜情緒。

　　「我很埋怨媽媽。因為（除了她之外）沒有可以埋怨的人了。爸爸是生病的人，所以人家會叫我多體諒一點。而媽媽拋下我走了，所以就把媽媽當成怨恨的對象，真的很恨她。長大之後我生了小孩，才開始覺得她（生我之前）死了兩個小孩，老公又生病，媽媽應該也是真的有她痛苦的部分才對。我對媽媽的感情真的很複雜。同樣做為一個人類可以理解她，但以我個人而言，媽媽實在…如果她可以像其他媽媽一樣，稍微為我犧牲一點點的話，事情會不會變得不一樣呢？我會想這種事情。因為我也自己生了小孩，真的很難輕易放棄孩子。就算真的放棄了，母親對孩子的感情仍然是非常深切的。我的媽媽就好像不會這樣。長大之後我才開始認真思考，為什麼我精神上會這麼痛苦呢。小時候……小孩子不是有時候會耍賴嗎，真的很不像話的那種，我好像從來沒有在那種時

候被某個人全然地接受過。」

禮智則說因為她和媽媽的關係是唯一的，所以加深了彼此的矛盾。

「因為我是無性戀（asexuality，不曾覺得他人具有性吸引力的人），又是無浪漫傾向（aromantic，不曾覺得他人具有浪漫吸引力的人），所以從來沒有跟誰有過一對一的深刻關係。這樣一來，我所有愛恨的情緒都只會投注在媽媽身上，這件事我想過很多次。因為是一出生就不得不擁有的深刻關係，如果不去創造其他關係的話，就會把自己的一切都倚賴在那個關係上。發現有地方錯了就會一直怪罪媽媽，無法得到媽媽理解的時候又最傷心。關係開始變調的時候真的會受到很大的打擊，會把媽媽到目前為止的所有過失重新回想一次，愛恨的情緒又變得更猛烈。

女兒們好像只能去憐憫媽媽，如果真的恨得下去的話，直接在自己心裡解決反而還來得輕鬆。像爸爸我就是他X的恨到極點，是個不想跟他扯上關係的混蛋，我可以就這樣跟他斷絕關係，但就沒辦法對媽媽如此。」

媽媽在父權的家庭中雖然是被害者，但同時也變成加害人之一。據說離首爾或首都圈越遠，家庭內的父權氣氛就會更濃重，住在釜山的靜靜就是這樣的情況。

　　「只能自己去尋求其他的關懷，連家人都不站在我這一邊的感覺。我的主治醫生有跟我媽媽見過面，聽說他跟我媽說我嘗試自殺的時候，媽媽反應非常冷靜，看起來一副無關緊要的樣子。他們就是如此冷漠的父母。或許是因為媽媽辛苦的時候也沒有得到那樣的關懷，她才會有這種反應。媽媽是七兄妹之中最小的，據說外婆一生下媽媽，就想把媽媽的鼻子埋進土裡把她活埋。媽媽告訴我這件事的時候，我聽一聽就叫她不要再講了，聽不下去。作為一個韓國女人，媽媽也受到了很大的傷害。越往南邊的慶尚道走，這種情況就會越多。也有很多家庭是生了女兒、女兒、女兒，最後才生到兒子。我成長期間重男輕女的情況也很嚴重。弟弟不過是長了小鳥就連廚房都不讓他進。我的父母不知道怎麼善用胡蘿蔔加鞭子（軟硬兼施），光討生活就很忙了吧，所以他們只會用鞭子而已。如果我喊痛，他們就會重複同樣的台詞：『這種程度算不了什麼』、『我也很痛啊』。弟弟會說：『姊姊，你就對媽媽好一點吧，媽媽都煮飯給我們吃了。』我心想：

『媽媽是負責幫我們煮飯的人嗎?』那一切都太痛苦了。雖然我跟媽媽關係不好,也不喜歡媽媽,但還是覺得心疼。就算兩個人都要工作,家事還是媽媽一個人負責。媽媽也是大學畢業,但跟著爸爸一起工作,好像嚴重打擊了她的自信心。我叫她跟爸爸分開,她就會說『那媽媽要靠什麼過活呢』。」

瑞真則說這是「兒子絕對沒辦法有同感的事」。

「媽媽是受害者,但同時也是第二加害人。常有人誤以為女人不會歧視女人,但怎麼不想想媽媽們是怎麼在那種家庭裡撐下來的呢?就是因為她們骨子裡都看不起女人,因為很父權才有辦法撐住的,那些人。」

很少看到有人能圓融處理自己和媽媽的關係,世莉的情況則是個例外。因為她的問題是和媽媽距離太近了,所以適度保持距離成為她解決問題的關鍵。

「我的問題是和媽媽的關係太親近了,媽媽完全不想讓位出來,一直侵犯著我的位置。因為跟媽媽關係如此,就算對象是其他人,我也總是會陷入一種被(對方)侵權的關係。」

除了經濟問題之外，目前整體感覺都有變好。雖然從韓國人的角度來看可能會覺得我是個不孝女，但以我自己的立場來說，日子變得舒服許多。把家人、爸爸、媽媽這些代名詞去掉之後回顧我們的關係，就能非常清楚地看見問題所在。雖然創造新的關係很辛苦，但我自己本身得以存在這件事對我非常有幫助。

我媽以前在便當店工作，她的夢想是開一間餐廳。跟媽媽聊天時，只要她開始講自己的期待和希望，我好像就會想要努力實現。所以我從很小的時候就開始照顧媽媽。

就算她支持我，為我想做的事加油，其實也不是針對我真正想要的方向，而是她自己理解之後自己試過的方向。

我觀察孩子們之後發現，如果養育的人沒有給孩子自己選擇的機會，沒有提供一個場合讓他們講出自己的想法，那麼『我的選擇』、『我的想法』這些東西在孩子們心裡的位置似乎就會逐漸變小。應該要把主要養育人踢開，在心中挪出空位，接著靠自己填滿那個位置才對，我覺得人們需要這樣的過程。我媽媽的情況是她常常抱怨爸爸沒有賺錢養家，而她自己背負了所有責任，才守住我們家。從小我就覺得我要代替爸爸，把他作不到的事情全都替媽媽作好才行。但我開始去諮商之後，才了解需要被照顧的人其實是我。我笨拙

地試著向媽媽表現我感受到的怒氣，跟她保持距離，努力把父母和我視為完全分開來的他人，大概花了 2 年左右的時間。過程雖然很痛苦，但現在媽媽已經真心向我道過歉，講話的時候也跟從前不一樣，努力想尊重我，我們的關係改善很多。站在父母的立場來看，會覺得自己提供了更多生存所需的東西，所以改變是件更困難的事，但我的例子比較特別，大部分家庭的情況好像都不太容易和解。因為改變實在很難。」

世上存在不留下傷痕的母愛嗎

很多女生比起談論爸爸，更常談論關於媽媽的事。我轉述的時候其實也感到擔憂。因為精神醫學中長久以來都存在著把精神疾病與母愛連結，去抨擊所謂「壞媽媽」的歷史。是不是在為女性的痛苦作證的過程中，又額外替女性貶抑的部分添上一筆了呢？

大部分探討精神疾病與母愛之間關係的研究，都不是由有仇女情節的男性研究者進行，而是當時具有影響力的女性精神分析學者們做的研究。她們認為孩子在幼兒期與母親的關係和精神疾病有很深的關聯性。媽媽的愛被指稱是很多東西的起因——幼兒死亡、青少年犯罪、參戰軍人的神經衰弱、

同性戀，甚至思覺失調等等。問題是社會要求的母愛的理想型態，在歷史上是持續在演變的。媽媽的愛不僅要溫暖、親密且具持續性，還一定要朝著「正確的」方向給予才行。過度保護會造成問題，但太冷淡也不行。[1]

1940 年代的精神科醫師們認為太有掌控慾的媽媽、過度操心的媽媽、太過仔細的媽媽、有完美主義的媽媽、過於執著的媽媽會讓孩子變成思覺失調患者。類似的觀點延伸成母親和子女間的關係──更進一步說是家人之間的溝通方式，被指控為思覺失調的成因。雖然每當這種時刻，有思覺失調孩子的父母們就會用「我們家只是一個平凡的家庭」嘗試辯解，醫生們的反駁則是正因為你們像這樣不承認錯誤，才會把孩子弄到生病。1980 年代中葉，隨著越來越多以神經生物學為基礎，用腦科學方式解釋思覺失調病因的研究陸續出爐，精神醫學界開始相信家人們的話了。諷刺的是，數十年來被放大檢視，被批評說他們沒付出愛的，其實也正是那些真正在照顧思覺失調患者的人；他們甚至還是一群民運人士，發起了去機構化運動，將思覺失調患者從機構中拯救出來。[2]

在媽媽和女兒一起在愛恨交織的爛攤子中變得狂亂的時候，爸爸雖然是丟了一堆爛攤子的人，卻可以用置身事外的方式避免成為被批評的箭靶。把因為各種不同的脈絡造成的

精神疾病，扁平地還原成家人內部的問題，這也是社會迴避責任的方式之一。在第 2 次世界大戰目睹駭人畫面的參戰軍人回國後無法適應日常生活，這怎麼能怪他媽媽把他養得太「女性化」呢。

家人的問題被個人化成一個人的問題，簡直像泥沼一般，讓所有人都難以從這場悲劇中掙脫。因為沒有所謂「完美的家人」，不管從家人的哪一個層面都有可能發現問題。假如我訪問和蒐集故事來源的對象不是二、三十歲的女性，而是四、五十歲的女性，那麼關於母愛，我們可能會開始講述全然不同的故事也說不定。我很努力想盡量做好自己的工作，但完全觸及不到所謂「好母親」的理想模型。明明沒有做錯，卻被整個世界不停指責的狀況。那也是這本書想表達的重要宗旨之一——不被理解、不被信任的痛苦。

媽媽之所以會成為被怨恨的對象，或許是因為最終留在他們身邊撐下去的，只有那些媽媽而已。貝殼人也是，雖然媽媽讓她留下了難以忘懷的傷痕，但最後親自找去她獨居住處的人，也是她的媽媽、小阿姨和奶奶。在經濟狀況有困難的情況下獨自照顧生病子女的女性，可能不發瘋還持續保持溫柔嗎。

這些女子比任何人都更明白這樣的矛盾。每一個人在說

明自己憂鬱情形的時候，都不會把家人列為唯一的原因。就算對媽媽有著怨懟與憤怒，也明白媽媽是在父權體制下受苦的人，努力想去理解她。她們沒有要求媽媽道歉，或更進一步要求被愛來克服家人所給的傷，而只是透過將媽媽和自己分隔開來的過程療傷而已。

世莉把曾在自己心中佔很大部分的媽媽的位置清空，並試著自己填滿；而惠林對媽媽的憎恨雖然曾大到想用手掐住媽媽的脖子，但在她認同能為自己人生負責的人畢竟只有自己之後，就放下了對媽媽的恨和媽媽給的羞恥感，現在正開始準備作為一個獨立的人生活下去。

在這個家證明我的用處

「從來沒有經歷過被全然接受的感覺。」許多受訪者都曾這樣跟我說過。因為原本的自己不被接受，所以他們也會有無論如何都想被肯定、努力想證明自己存在的時期。貝殼人告訴我她常常探討自己資格的故事，讀書就是她證明自己的手段。

「我好像是強逼自己讀書的。非得要考到第一名，才有

在這個家吃飯睡覺的資格。也不知道自己想做什麼，但就是一定要上首爾大學，就是這樣。考上的時候老師打電話來家裡，其他家人真的都開心到跳起來歡呼，但我在那個瞬間卻有著重重的失落感。非常空虛，覺得前途一片黑暗。親戚們全都聚在家裡辦了一場宴會，但我卻不覺得開心。我是在什麼資源都沒有的情況下拿到教師用的題庫，都是自己解題的，我明明是自己一個人讀的書，大家卻把這當成是他們的快樂一樣在那邊慶祝。

我二十出頭的時候也不大能適應大學生活，情緒上也很疲憊，家人們聚在一起就會讓我坐著，對著我嘮嘮叨叨，說不行的話就去找個加油站打工之類的。『妳應該要提供妳擁有的資源啊，為什麼還在那邊浪費（我們的資源）呢。』類似這種感覺，就是把我當成…該怎麼說呢？有種把我當成垃圾的感覺。」

瑞真也一樣用讀書來證明自己，而那有的時候也成為一種負擔。十幾年來，瑞真的家人在沒有父母直接的經濟資助之下生活。她上學回來，發現爸爸失去蹤影，然後下一次見到面就是在看守所了。她跟媽媽說想要去住學校的宿舍，媽媽讓瑞真坐下，然後說：「我在妳身上花的錢已經這麼多了，

我為什麼非得投資妳不可？」瑞真試圖自殺好幾次，第一次的經驗是在考試的前夕。

「爸爸喜歡數學，所以他的野心就是想要送我去上理工大學。替他實現他未完成的夢想。每次我數學考不好，家裡的氣氛就冰冷到不行。真的很討厭。這次要是再沒考好的話，真的會……人不是會有一種預感嗎。就有一種這次可能會死的感覺。真的去考試的話一定會搞砸，我就想說只要把身體弄壞就好了。所以就把家裡有的藥混在一起，大概吃了 50 顆左右，醒來的時候發現自己在急診室裡。都發生這種事了，我想要是再因為考試分數被罵的話有點不正常吧，但期末考的時候又被罵了。拿到成績單之後，爸爸就用擺在旁邊的一本厚 20 公分的書砸我的頭。那是我第一次跟著一起生氣。你們不是明明說成績不好也沒關係嗎？為什麼一拿到成績單，說過的話又變了。然後媽媽站在後面雙手抱胸，說：『吃藥的人是妳耶，我又沒吃。』不過家人們都說不記得這件事了。我被家暴的事情，他們自己倒是忘得一乾二淨了。」

瑞真說她第一次離開家，搬到考試院住的那天真的很幸福。雖然房間連窗戶都沒有，但一想到父母不在這裡，就感到

非常放鬆。我問她最後還有什麼話想說，瑞真是這樣回答的：

「奶奶一直讓我跟家人好好相處，但她懂什麼？不是她的人生嘛，其實。逃走也是一種勇氣。如果逃不了，就想辦法製造出有辦法逃的路然後逃吧。逃跑這件事也是需要反覆練習和技巧的，所以要多學著點。人是不會變的，所以就拋下吧。這些是我想說的。」

有愛的家人很稀有

雖然我的受訪者們各自都擁有不同的故事，卻也有許多共同點。第一，她們都是「假裝沒事」的達人。只要不是憂鬱症變得非常嚴重，難以動彈身體的程度，她們大多都把社會上的自我維持得很好。只要下定決心，就能夠不被任何人發現自己生病的事實。第二，對於描述自己的憂鬱症和生病的事，她們在述說的同時仍可以保持距離。就像有珍把自己的故事一口斷定為「韓國經典的劇本」一樣，她們很清楚自己的經驗在別人耳裡聽來如何，而且說的時候是有在思考這些的。在敘述自己遭受家暴或性暴力的經驗時，很少有女生是邊哭邊說的。她們看來甚至還有些木訥。雖然那些經驗對

她們而言仍舊是傷痛，但已經哭過很多，反覆說過好幾次，就不會把這些事件單純當成個人的事，或者只站在自己的角度訴說。她們會推測、嘗試理解那些描述中其他人物的情況，或者把事件放在歷史的脈絡上，試著用社會的角度去理解。也或許是剛好答應我訪問的人，都是有辦法那樣說出來的人吧。她們把自己的傷口描述得越好，我就越忍不住想到她們究竟度過了多少痛苦的時光，才讓她們能說得如此流暢呢？

第三，她們全都不太能相信自己。無論她們屬於哪裡、達到了什麼成就，她們仍然覺得那些結果不符合自己，認為「搞不好哪一天就露餡了」。她們不太接受原原本本的自己，反而無論何時都會自我檢討：「我對得起養我的飯錢嗎？我有這個價值嗎？」連生病的時候也是。她們會自問：像我這種人有資格生病嗎？而且也總是遇到不去好好定義病人症狀、做出模糊診斷的醫生，或者得到幾種全然不同的診斷名，加重她們的混亂。如果是別人遇到，一定會覺得是虐待或暴力的情況，卻因為經歷的人是自己，便開始陷入煩惱與疑問。對於自己的經驗抱持著無止盡的懷疑。

第四，她們長久以來都扮演著一個善良的、不麻煩的女兒。子女想要守護家人的努力是很容易貶值的。孩子們能敏銳地察覺發生在家庭內的親密暴力，也會受到影響。她們

拚命想做好自己分內的工作。女兒不管年紀有多小，都能察覺媽媽的悲傷，並且想要安慰媽媽。為了不讓家人操額外的心，努力想當一個「自動自發的」善良女兒，拚命想多分擔一點家人的煩惱，成為值得他們驕傲的對象。然而在某個瞬間達到了極限，就「砰」地一聲爆炸了。貝爾・胡克斯（bell hooks）在她的著作《All about Love》（2012，讀書的星期三出版）開頭便重新定義了所謂的愛。人們在成長過程中總是把愛視為一種特別的感情。認為對某個人有感情上的深陷與沉迷就是所謂的愛。胡克斯認為這種定義是錯的，表示正是因為這種錯誤的定義，使許多暴力得以在愛的名義下進行，周圍也只得袖手旁觀。她借用史考特・派克（Scott Peck）的「愛的概念」，將愛重新定義成「為促使自己與別人的靈性成長，想擴張自我的意志」。而她如此定義時，也說使別人受傷、虐待本身絕不可能被稱之為愛。她是這樣寫的：

> 人們害怕接受史考特・派克所定義的愛的概念。因為如果接受了他的定義，就等於同意我們社會大部分的家庭中都不存在所謂的愛，人們不敢接受那樣的現實。所以就算受到一點虐待或汙辱，為了讓自己相信那些不算太壞，便選擇去固守錯誤的愛的概念。[3]

我讀到「大部分的家庭中都不存在愛」的部分時，實在覺得非常痛快。究竟有多少家暴事件是發生在「充滿愛的家庭」裡呢？像這樣在家庭中形成，沒有好好被照護的傷口是很容易被傳下去的。人說憂鬱症就是家族史，並不只是單純在討論遺傳基因而已。

第五章

———•———

戀愛

在我眼裡他們
都是救命繩

持續證明暴力存在的時候，人會從各方面變得寂寞起來。我也是一有機會，就持續以一個女性的身分為我所經歷過的暴力提出證詞，但我總是越來越茫然。被稱呼為「受害者」的瞬間，我所擁有的其他本質便迅速消失了。為了讓我的「被害」獲得認同，就必須容忍我個人的角色也會跟事件一樣變得扁平。明確區分出誰是加害人、誰是被害人，善與惡之間的尺度變得越明確之後，就又會開始寂寞。因為我，不，是我們所經歷的事，並不是那麼單純的。

我努力想要同時獲得兩種矛盾的狀態。想要我的被害被認同，也想要我不只是個受害者這件事得到認同。告訴我這的確對我而言是傷痛，但也要告訴我這並不是足以使我崩塌的傷痛。雖然的確發生了事情，但也不是什麼嚴重的大事。這件事的發生雖然不是我的責任，也不是我做錯了，但同時在我人生路途中的某個地方，一定有個讓我變得脆弱的原因，而我也已經在盡心盡力地探究那是什麼了。我非常清楚為暴力作證這件事是什麼感覺，我希望跟我見面，向我作證她們的受虐史的女生們都不要經歷這種事就好了。希望她們不要再寂寞下去就好。

如果各位讀者希望在這些文字中找到使女性憂鬱的真正原因，或者想聽到相關證詞的話，可能會感到失望也說不定。

比起真正的原因，我所發現的是某種矛盾、混亂、複雜性與雙面性等等。比起人們明白得更透徹，我反倒希望他們跟著一起動搖，希望他們可以被連累。與其畫上一條線，把自己和受害者區隔開來，我更希望他們能了解自己其實已經是站在線內的存在。或許這是件更難的事，但就像世上許多好事一樣，如此才更有意義。

在我眼裡，他們都是救命繩

我跟住在首爾的志恩常常在她家見面。每次去她家，志恩就會貼心地準備茶和水果讓我帶回家。每次一走進屬於志恩的空間，就會再度明白她是個多麼誠心誠意讓周邊環境充滿美的事物的人。她現在和幾隻貓，還有男朋友住在一起。採訪的時候，貓咪一直在桌子底下用牠的身體摩我的腳。我們採訪的開頭是我問志恩她的憂鬱症是從何時開始的。

「因為真的很久了，有點不太確定。過程是慢慢（進行）的，又很久。最近我覺得很困擾的就是，不曉得從什麼時候算是開始。去諮商的話一定會從童年的時候開始問嘛。我真的很不喜歡那樣。當然對我的人格形成一定有影響啊。首先

我是交了第一個男朋友，那時候是典型的一定會得憂鬱症的情況。為什麼會那樣呢，倒推回去的話還有爸爸的關係，不然的話就是我這個人本身的氣質也有可能。所以雖然我不太確定到底哪個才是原因，但最近會說是第一個男友的關係。因為那個時候憂鬱症狀太嚴重了，在那之後也有造成影響。」

志恩二十歲出頭的時候交往的對象是比她大七歲的軍人。據說他想把志恩「養大」之後趕快結婚。對於志恩而言他看起來就像大人一樣，感覺能被照顧，所以志恩很喜歡他。

大概交往快要 100 天的時候，志恩發現男友有一個交往 4 年的女朋友，因為收到了這樣的簡訊：「我現在在○○汽車旅館要跟前女友一起睡，我會跟她復合，所以我跟妳結束了。」第一次跟某個人交往，卻不到 100 天就要分手，那時候的志恩覺得無法接受，於是緊抓著他不放。

不知從什麼時候開始，他變得會不停批評和訓斥志恩。拿前女友和志恩床上的表現作比較。從那時候開始志恩便對床事出現了強迫症狀。對於第一次談戀愛的志恩而言，男友的年紀較長又有很多經驗，他說的話就直接成為她的標準了。

「歐巴為什麼連我的生日都不幫我過，也不帶我一起去

吃義大利麵，整天只吃泡菜鍋呢？」

　　他說志恩眼光太高，習慣也不好，所以是在幫她矯正她的壞習慣。志恩練習做菜，也幫他洗衣服，還學會吃飯的時候偷偷幫男友結帳，努力學習男友想要的「作為女友的sense」。志恩沉浸在兩人的關係之中，自然而然連學校都沒去了。那時候她以為那就是愛。

　　「他開始用髒話罵我。瘋女人、婊子之類的。他一喝酒就會變得有點暴力。那時候大概一個月分手一次，然後（我）就變得越來越奇怪了。他一生氣我就跟他睡，安撫他，那時候我們相處好像都以床事為主。我原本覺得那些過程都沒什麼，但應該（對我而言）變成了一種壓力和傷口吧？」

　　志恩反倒問起我來，她說她覺得當時不知道這是一件嚴重的事，反而才更可怕。

　　「吵架的時候兩個人一起哭，但不知道從什麼時候開始，我就走向毀滅的那一邊了。」

志恩在受暴的情況下還是在尋找自己做錯的地方，並同情著男友。覺得可憐的對象不是自己而是男友。

　　「有一次他抓著我脖子把我甩出去。（一開始）我嚇了一跳，後來也就習慣了。我跟他說『歐巴你這樣對我，那我真的要去找那種隨便對待我的人了』，然後就直接跑去當陪唱小姐了。然後歐巴就跑去酒店叫小姐，我就在現場也被叫過去。然後我也火大問他說是不是剛剛叫過其他小姐，他回『妳以為妳賺酒店錢很值得說嘴是不是？』然後他就叫計程車想把我送走。我最怕那樣了。直接把我送走。一直說『還不上車？上車啊？妳有病啊？』真的很恐怖。所以我就逃跑了。他在後面追，感覺真的瘋了。他突然勒住我脖子然後破口大罵，路人就衝過來抓住歐巴，叫我趕快跑。我那時候想說『啊，歐巴被當成壞人了怎麼辦？他不能被當成壞人啊，是我不對。』原本不想跑的，但是如果我不跑，大家感覺不會放歐巴走，所以我就先假裝逃跑，之後再連絡他。歐巴說『都是妳害我被這樣對待的』，所以我跟他道歉，然後又被罵三字經。

　　然後總之我又被帶去汽車旅館了。我一哭，他就嫌我吵，罵我髒話叫我去別地方哭。我躲在床底靜靜地哭，真的很想

殺（那個人）。真的有想過要殺人。我想說隔天等歐巴振作精神之後，應該就沒事了吧，結果他什麼都沒說就去上班了。我打電話問他沒有要跟我道歉嗎，他說『我早上要去上班，妳一定要現在講那種讓人火大的話嗎？』就是一直重複這些爛事。」

跟第一個男友分手之後，志恩為了忘記前男友，便持續跟其他人交往。但每次都一直反覆發生不好的經驗。在她想著要結束一切，跳進水裡自殺的那天，一群警察阻止了志恩。其中有一個對志恩很溫柔的警察，他隔天連絡了志恩。接著志恩跟他見面、喝酒，然後一起睡了。志恩親姐姐知道這件事後非常生氣，便傳簡訊給那個警察，他嚇得在下著暴雨的凌晨3點把志恩留在停車場就走了。那是志恩最害怕的情況，她覺得她又被拋棄了。

「在我眼裡，他們都是救命繩。就算這男的再怎麼有病，只要稍微有一點點好，我就會只看那個部分。因為我得活下去，因為他有可能就是我的希望啊。」

志恩說她「感覺快瘋了但沒辦法分手。」她那時候覺得

自己很愛對方，對方也很愛自己。據說讓志恩的親姐姐更生氣的是，志恩說「是我要那樣做的，是我讓這些事發生的。」回想第一個男友，志恩是這樣說的：

「不過吃了藥，經過一段時間，也變老了之後，發現（他）真是個××的渣男。」

我們見面的時候是 2019 年 12 月，志恩為了正式提告，正在蒐集證據當中。

這還算是爸爸嗎？

對於家人的記憶很混亂。因為是在最近距離觀察到的人，除了他糟糕的部分之外，連他好的一面也都一清二楚。女子們在說明自己憂鬱的過程中，常會翻找童年時期的記憶。志恩為了搞清楚自己為何只能和戀人維持著不好的關係，往前追溯原因，她告訴我她的爸爸站在那原因的中心。

「我不太清楚所謂爸爸的存在。他對我來說只是個中年男子。連跟我也可以睡的男人。因為他在我眼裡就是個每天

做愛的人。」

　　爸爸大概一個星期會回家一次。喝酒之後悄悄進門，然後再出去。每次他來，都會聽見他和媽媽做愛的聲音，作為一個爸爸對志恩而言實在是太過陌生的存在。

　　爸爸會隨便打開志恩的房門。他開門之前，志恩會先聽見日光燈被打開的聲音，那讓她厭惡至極。闖進門的爸爸會強硬地抱住志恩，然後親她。「讓我抱5分鐘就買東西給妳。」據說有一次他喝醉，還伸了舌頭。

　　「他靜靜看著我睡覺，然後說『志恩妳身材真好。』這什麼意思？這還算是爸爸嗎？」

　　志恩是爸爸最「疼愛」的子女。志恩雖然不確定，但推測自己應該是有同父異母的其他兄弟姊妹。爸爸也曾經開玩笑般地說過：「我要照顧的家庭還不只妳們咧。」他還曾經把志恩叫到喝酒的地方，把志恩介紹給坐在他旁邊的女人：「這孩子真的是很認真生活啊。」

　　需要錢的時候，志恩會代替媽媽和弟弟，努力跟爸爸討錢。也曾經一個人頂撞過爸爸。

「爸爸如果對媽媽說了很重的話，媽媽就會哭著跑進我們的房間。我就會衝出去罵他。我以前真的覺得守護媽媽是我的工作，但媽媽好像就利用了這一點。她在日記上寫爸爸罵她是髒抹布 *，然後故意擺在那邊讓我看到。」

錢分給家人。有好一陣子都沒拿錢過來，接著不久之前跑來，說是要把最後的財產分了，說他現在又老又累，要皈依佛教了。志恩帶著模稜兩可的表情說著爸爸的事。她的爸爸是個性很獨特的人、非常有趣的人、某個部分讓人尊敬而自豪的人。但更是個陌生人。

「我也不知道。我有的記憶都很奇怪，有很多矛盾的地方。」

據說志恩只要一想到爸爸就有這種感覺。現在則已經到了可以把爸爸的事當成笑話和家人談天的地步。

---

* 「抹布」在韓國被用來指下賤的女人，是一種貶抑女性的講法，類似中文講「母狗」或「公車」。

「他現在會在哪呢？想說來找一下朴相茂先生（爸爸）吧，就去把戶籍謄本調出來看。人在寧越耶 *，土地還很大。聽說他在挖洞修練 ** 耶？這人真是個怪人，哈哈哈。」

7個月之後我再次見到志恩，她比之前看起來健康多了。據說她第一次想像自己變成奶奶的樣子，第一次試著揣摩在身邊照看著自己憂鬱情況的人們的心情。她記憶第一個男友的方式也有點改變了。

「我好像不是因為愛，而是因為對自己的執著才跟那個人一直交往的。可能是想在關係中得到成果吧。從某個角度來說分手也就是失敗嘛。」

每次跟志恩對話，都可以聽到她對憂鬱這件事最閃閃發亮的領悟。小時候從父親那裏遭受的家庭暴力，還有長大之後經歷的約會暴力。彷彿這些都不算什麼而願意娓娓道來的

---

* 寧越：南韓江原道南部的寧越郡。
** 挖洞修練：韓國古有熊女在洞窟中修練得道，化身為人，最後成為國君之母的開國神話故事。

志恩，是這樣告訴我的：

「好像從我第一次知道有憂鬱症這種東西，就被那個病名限制住了。開始會把憂鬱症的症狀和自己做對照。現在這些都沒有了。我決定不再為自己的心情加上名字。憂鬱症也是久了之後就沒完沒了了。我每次都會有新的發現。以為是愛的結果不是，把整個人生重新分析一遍，又會找到其他線索。結果弄得最清楚的反而是我自己。因為從各種角度去看我自己這個人的關係。我想，我未來剩下的人生都會度過這樣的日子吧。」

需要被照顧的女人們

戀人會讓女性感到幸福，也會讓她們憂鬱。也有很多人反覆經歷約會暴力和性暴力。難以脫離這種惡性循環的理由之一，是因為她們需要可以立刻守在自己身邊的某個人。需要立即保護的女人們，就會去尋求她們期待理應可以提供保護的戀人，或者有這樣的對象出現時，便會輕易敞開心扉。

對憂鬱症患者而言，他們需要一個能在情緒上、身體上持續守在自己身邊的人。別說治療，重度憂鬱症患者連吃飯、

洗澡等維持日常生活的基本活動都難以進行。大多原生家庭不僅無法成為憂鬱的防波堤，甚至還會觸發患者的憂鬱症狀、使痛苦加深，而在生病的時候尋求朋友幫助仍舊不是件容易的事。雖然很難在凌晨 3 點聯絡朋友請他立刻到我身邊，但對上禮拜認識的約會對象做起來就比較容易。

　　志恩說她的第一個男友「感覺很像大人很靠得住」，所以她才喜歡他。很多女生都跟我說過類似的話——「感覺以前從來都沒有被全然接受過，他真的對我很好」、「幾乎把我當成孩子一樣接納我」、「好像可以依靠他」、「很害怕被拋棄」、「因為太需要愛了，所以很難放手」、「沒有這的話我什麼都沒有了，放棄的話我會不會真的死掉？」、「實在太空虛了」、「我很寂寞」。但戀人同樣很少成為憂鬱症狀的突破口。反而可能又出現新的暴力情況，或者讓當事人留下創傷。（當然不是所有戀人都會發生這樣的事，關於戀人之間的照護請見〈第 8 章 照護〉。）看起來既成熟又可靠的男性戀人，也有很多實際上其實是媽寶的情況。女生們因為需要被照顧而選擇了戀愛關係，但事後卻反而演變成自己不得照顧對方的情況。

　　茱蒂絲・赫曼（Judith Herman）在她的著作《從創傷到復原》（2012，openbooks 出版）中說明，若在成年期後經

歷創傷，可能會破壞已然形成的人格，但在兒童期反覆經歷創傷，則不僅會破壞人格，甚至可能會生成新的人格。[1] 小時候所經歷的負面經驗對於人格的形成有很大的影響。在成年脫離原生家庭後，也必須帶著刻有過去記憶的身心生活下去。

女性們因為實在太害怕被獨自留下，所以在守護自己或維持關係中必須做出選擇的時候，經常會選擇繼續維持關係。如果必須改變自我才能讓他留下，那我願意欣然改變。藏起欲望、壓抑怒氣、忍受痛苦。於是逐漸在關係中失去自我，帶著沒有被自己選擇的故事活下去。然而某一天，有一群女人顛覆了這一切。

結果擔任保護人的人是我啊

2021 年 1 月，我和秀貞見面時她剛結束 7 年的婚姻生涯，正在進行離婚訴訟。我們是利用孩子每周去見爸爸一次的時間相見的。在這之前秀貞也申請過離婚。如果雙方有小孩，在進行協議離婚時，為了讓彼此有重新思考的機會，會給予 3 個月的時間考慮。而那段時間丈夫都不讓秀貞見到孩子，讓她在 3 個月內瘦了 15 公斤。她沒有自信這輩子能完全不見孩子活下去。讓孩子在沒有媽媽的情況下長大，也觸碰到了秀

貞自己的傷口。我真正想要的到底是什麼呢？在自問自答之後，她得到了不能拋下孩子的結論，於是又低身下氣地下跪重新回到了家。

「孩子總是被拿來當成人質。回家以後家暴的情況比之前還要嚴重。他很清楚，我是那種只要為了孩子，連下跪都沒問題的人。只要我們一吵架，他就把孩子帶回婆家。我要去帶回來，就得先去拜訪公公婆婆。財產問題他更厲害了。丈夫在那之後都不用信用卡了，應該從那時候開始就在想著要把財產移走了。」

秀貞說她決定結婚的時候好像太不慎重了。因為感受不到家庭的安穩，總是整天往外跑。她和十七歲時遇見的男友交往了 7 年，第二個男友也交往了 5 年。跟丈夫則是經歷 9 個月交往之後就結婚了。她覺得他很成熟。看著他一邊經營事業，又很有系統地在賺錢的樣子，讓秀貞覺得很值得倚靠。她期待他可以扮演好保護人的角色，想要依賴這個人。但真的結了婚之後才發現，秀貞反而才是那個扮演保護人角色的人。

「我覺得很傷心的是，一般人在家看著自己的父母，不管是間接知道或者父母直接在旁邊告訴你，都會不知不覺建立一個丈夫的基準吧，一個好丈夫應該是怎樣的人之類的。但我當初完全不知道。就因為他喜歡我，又對我很好。他對我真的像對小孩一樣，幫我拌炸醬麵、挑肉、載我上下班，很好笑吧。所以我就……想說要跟這個人結婚了。

因為我們家一直都很窮，幾乎也沒有從媽媽那裡得到溫暖或其他什麼，必須不停地賺錢，真的很辛苦。我開始過起社會生活，雖然表面上感覺沒什麼問題，但總是有種罪惡感，也會感到羞恥，常常有種我哪裡不對勁的感覺。職場生活本身也很辛苦。然後那個人就會說自己賺多少錢，我就是被這種話題吸引的……後來才知道，用這種方式吹噓自己的男人，其實根本不會為妳做任何事。」

結婚的時候才揭開一切，真的什麼都沒有。是個連從父母身邊獨立都沒辦法的男人。丈夫每個月會給秀貞 50 萬韓圜作為生活費。有孩子的家庭怎麼可能靠那點錢度日。為了補貼家用，秀貞不停地工作。雖然那時生活辛苦，但對於她獨當一面很有幫助。雖然秀貞說因為丈夫看起來很成熟，曾想要依賴他，但其實小小年紀就從父母身邊獨立的人是秀貞自

己才對。

　　「我高中是讀夜間部的。高中的位置在一個真的很像貧民窟的地方。白天要工作賺學費，從高中開始就過著那種生活，所以好像對於賺錢這件事有很大的壓力。現在有小孩就壓力更大了，不過生活還是有變好。雖然是個痛苦的過程，但自己清醒之後走出來的經驗好像建立了一個基礎，現在比起害怕，反而更會花時間去想（未來）該怎麼辦才好。」

　　因為結婚導致履歷中斷之後，再找工作並不容易。秀貞現在的工作是信用卡公司的債務催收人員。因為以客服相關行業而言，這算是薪水比較高的工作。結婚前任職的客服工作實在太辛苦了。當時的她難以承受人們毫無理由地謾罵，但現在不一樣了，現在的秀貞變得有自信了。

　　「我都可以跟那種男人一起生活了。（還有什麼辦不到的？）叫他們交錢，就會被他們罵髒話，做賊的喊抓賊反過來罵我。現在我的心就像太平洋一樣寬廣，哈哈哈。不管誰說什麼，我都是『喔，這樣喔？』（笑）」

秀貞是婚前懷孕的。決定要結婚之後發現丈夫把錢都花在事業上，沒辦法搬出去住，丈夫表示要跟公婆一起生活。秀貞說要用自己存的錢獨立，去外面找月租的房子，但丈夫拒絕了。於是秀貞提出分手，丈夫卻跪下來哭了：「那我去死就好了嘛，我去死。」雖然那時候也被用自殺威脅，但秀貞並不曉得這是個嚴重的問題。

　　「懷孕 8 個月的時候，抓到丈夫去酒店唱歌。當然就跟他吵架了。他說男人去那種地方是很正常的，然後說我的家庭教育有問題，因為沒有家人的經驗，都不曉得看著什麼榜樣長大的。我就是這樣被他批評，真的很受傷。」

　　之後好不容易分了家，卻因為公婆說想看小孩，所以每個星期必須回婆家三、四次。在那個家裡公公就是皇帝，公公會大肆批評丈夫，而丈夫則一直被和哥哥做比較，在家裡只能畏畏縮縮的。秀貞一開始還對丈夫有著一絲同情，但後來丈夫也跟著婆家人一起開始責怪起秀貞。

　　「我想他一開始也有想要好好生活吧。但總之，男女之間的愛長久不到哪去的。他後來每次都離家出走回婆家。去

了之後就說謊。可能是因為要為自己的立場辯駁吧。說我不給他吃飯，不洗衣服之類的，真的很好笑。他⋯⋯只要一吵架就會說我不吃飯了。哈哈哈哈。要是我真的會很丟臉，講出這種話的話⋯⋯好像他吃飯是件多了不起的事一樣。」

　　如果秀貞沒洗衣服，他就會把髒衣服打包回家拿給自己的媽媽。媽媽給他小菜，他就帶回家自己一個人吃。離婚訴訟時的訴狀上是這樣寫的：「因不行使家務勞動，每月僅給予 50 萬圓。」秀貞和我分享她在家庭暴力防治中心遇到的受害女性們告訴她的證詞，說加害者的共通點就是會把錯怪到別人身上、愛批評、愛說謊，還有把所有東西都換算成錢。世越號沉沒的那天，秀貞的丈夫看著新聞說：「他們要拿一筆大的囉。」

　　「我們帶孩子去首爾兒童大公園玩。玩完了準備要回家，那裡有分正門和後門兩個門，我說走這邊吧，他卻一直說要往比較遠的那邊走。明明拿著大包小包還帶著孩子。我說幹嘛要走遠路，走這邊就好。就這樣回家之後，小孩睡了，我也準備要睡一下，正躺下來，他喝了酒突然過來叫我出去。所以我就出去了。坐下來準備要說話，他就像這樣拿著刀

晃⋯⋯說『妳很瞧不起我嘛』，然後把刀子指著自己腹部，又說『妳要我死是不是？』我在那短短的一瞬間拚命動腦，想著『該帶孩子從哪邊逃出去呢？』，但真的沒有辦法。我那時候一邊哭一邊求他，跟他說對不起。但其實錯的人是他啊。在我離家之前的 2～3 年一直是被這樣威脅的，他還會打開瓦斯爐，說要全家一起死。」

　　就算在法庭上陳述這些事，也很難傳達當時的恐懼感。因為沒有證據，也沒有在物理上被攻擊。雖然試過報警，但警察反而只跟秀貞說「不要太敏感」就回去了。

　　「不是有所謂情緒操縱（gaslighting）的例句嗎？『你很自私』、『都是因為你』、『你讓我很生氣』──都是一些用來轉移自己錯誤的話。『沒錯嗎？』、『是真的嗎？』別人講什麼都反諷回去。」

　　秀貞說長久以來聽著這些話，人變得有點怪怪的。同樣長時間受到第一個男友約會暴力的志恩也說了一樣的話。秀貞是持續責怪自己，說自己總是覺得憂鬱的原因，是因為沒辦法好好解決內心的糾葛。說是因為自己有問題。她還說以

前原本很明確的思緒，現在卻變成一盤散沙。長時間遭受批評，就會開始不停地檢討。對自己每一個念頭都沒有確信，思緒無法集中，四散各處。被情緒操縱的人雖然難以被認定為受害者，但這對一個人的人生會留下深刻的傷痕。

「我還年輕嘛。目前為止有盡到我份內的責任維持生計，也用 50 萬韓圜的生活費養了孩子。但還是覺得光靠我自己一個人好像解決不了。這場訴訟好像也會輸。過程中（對方）寄來什麼東西，就覺得好像對我來說會是很致命的打擊。因為我也是人，所以一定會有做不好的地方嘛，但我一直想，如果我不夠完美的話，好像就不可能贏過那個人了。所以我就是被那個人的情緒操縱剝削了。」

秀貞有好長一段時間都認為自己無法擺脫丈夫。警察也不幫忙，周圍又沒有支持她的人。正當她覺得光靠自己的力量絕對沒辦法時，打了一通電話給 1366（女性緊急電話）。一開始他們把她轉到社區家庭暴力諮商中心諮商，在那裡她又接觸到由「韓國女性的電話」（Korea Women's Hot Line）經營的家暴防治休息站。第一次聽到她可以借住休息站時，她說「感覺天上好像降下一道光」。

「一直到出來之前都很害怕。第一天晚上帶著孩子去住了在大林的某個宿舍。那天真的哭了很久。孩子睡著以後，窗外閃著霓虹燈，我蹲在地板上一直哭。因為第一次經歷嘛。各種情緒湧上來，雖然做了對我而言最好的選擇，但直接讓家庭解體，還是一件很讓人傷心的事啊。我記得我愛過，也記得我曾經想被愛過，因為這些都是還存在的事實……家暴防治休息站會舉辦團體諮商，也有很多個人諮商。不過就寢時間是固定的，那時我就會偷偷跑出來，在客廳跟姐姐們繼續聊天。那時候都在講自己痛苦的事，然後漸漸到現在就可以昇華成玩笑了。我們會自己開玩笑說『欸，這樣看來我們老公該不會都是同一個人吧？』就這樣聊一些在谷底發生的事，真的得到很多慰藉。也被很多人同感。有同樣經驗的人可以聚在一起真的很好。」

秀貞跟我說比起去精神科治療，她從非暴力溝通（NVC）上學到更多有幫助的東西。非暴力溝通是美國的馬歇爾‧盧森堡（Marshall B. Rosenberg）博士所創立的對話方式，有「觀察—感受—想要／需要—請求」等四個步驟。即觀察對方的話語或行動，在了解這些對自己會造成何種影響，確認完感受之後，再以該感受背後的需要為基礎，向對方請求自

己的想要／需要。非暴力溝通讓秀貞得以傾聽自己的欲求與情緒，才有辦法開始憐憫自己，為自己感到悲傷。有辦法站在自己這邊，把自己拉出痛苦泥淖的人，只有自己而已。現在秀貞在網路大學學習心理學，她把自己擺脫家庭暴力，歷經休息站，最後終於得以自立的過程在部落格上連載。她之所以寫，是因為希望有更多女性接觸到自己的故事之後，知道有休息站這樣的空間，得以脫離家暴的陰影。秀貞正自己向世界宣告：這裡，這裡還有一位生存者正好好地活著。

「念書的時候回想起我九歲時候的事，我一個人坐在灶台上，想著要去死的事情。但我那時候的心情其實……我知道另一方面也有想要被愛的心情。覺得很可惜，要是那時周圍有不錯的大人就好了。現在我想要成為那種大人，而那對我而言似乎也是一種療癒。在我部落格留言的人有很多都很擔心，因為我太久沒有正式工作了，還要跟孩子一起出去生活，真的很令人驚慌。我過去就算被丈夫所累，也還是一直用他的錢生活，所以才沒辦法逃離他的枷鎖。做客服並不是什麼了不起的事，我只是約聘，這份工作也稍微有點丟臉。但我都把這些很誠實地寫在部落格裡。雖然我沒有待在家，也不是專職女性，不過我一直寫下去的原因，就是因為想讓

大家知道無論如何都有辦法可以一邊為自己負責，一邊活下去的。希望大家都能逃出來就好了。」

愛可以是一種救贖嗎

　　我和這些女生見面，聆聽她們故事的同時，也深切體會到了浪漫戀愛故事的有害之處。我們對於跟一個人談一場浪漫戀情這件事抱有太多期待了。戀愛對象不僅有性吸引力、極具魅力，還要像父母一般能奉獻般地照顧自己，又得像朋友一樣和我幽默對話。而且還希望對方的心意能永久不變地持續下去。儘管戀愛的熱情既甜蜜又刺激，但也容易瞬間消逝，其實正是因為這樣的特性，戀愛才會甜蜜而刺激的。

　　在人生的進行式中，照護是非常重要的課題。不能把這樣的課題一對一地完全託付在浪漫關係上。一對一的照護關係，對於獨自承擔照護的人，以及獨自接受照護的人而言都是很危險的。我們是否在批判原生家庭的同時，也只想像過同樣型態的「理想家人」呢？是否覺得只有那樣才能通往幸福結局呢？我們必須發掘出能彼此照護的新型態關係才對。

　　卡莉說她覺得自己感受到的憂鬱，其實好像是源於對這個世界的憤怒。對世上的不公感到憤怒、對世界無法同感自

己的感受感到憤怒。她說在無法用語言具體表達自己究竟為何而憤怒時，以「憂鬱症」為名的症狀似乎就找上門來了。

「女性們彼此都太分散了，因為沒有其他連結的人際關係，好像就只能仰賴跟男性的一對一戀愛關係紓解。對於尋求緊密的關係，也會感受到更靈性的渴望，進而各自以名為『性愛』的意識去紓解那渴望，是一種極不平等且未經協議的意識。而藉由那意識被強化的，並不是『我成為主體』，而是『我作為受體』的經驗。不是有那種在床上的情境劇嗎，那種有 A 片感的……作為女性演出的情境劇。男性是壓制的角色，女性則是被壓制的角色。像這樣在床上演出之後，日常生活中也下意識地持續著這樣的情境劇。女性們便是重複著這樣的意識，學習對方加諸於自身的慾望，並毫無自覺地持續以毀壞自己人生的方式生活下去。懷孕、生孩子，接著成為順從的母親……彷彿活在自己沒有選擇的故事裡一樣。」

明確找出憤怒的根源，並用語言表達出來，要獨自一人完成這個過程實在太困難了。尤其在世上無數的其他故事，都和自己的故事大不相同時更是如此。獨自感到憤怒或憂鬱時，比起自己的情緒，我們更容易相信世上的判斷。是我瘋

了嗎？是我很奇怪嗎？是我太敏感了嗎？除了能重新解釋自己故事的資源之外，我們還迫切地需要能和自己一起進入痛苦之中，予以同感，並互相分享故事的關係。就像秀貞學習非暴力溝通，和她在家暴防治休息站時擁有的對話那樣。

迫切渴望戀愛關係的人，不管因為什麼原因，大多都是被放逐的一群人。他們可能是渴望愛情與關心，或因為身體不適而盼望被照顧，也可能是因為無處訴苦，於是迫切地想盡情撒嬌，就算對象只有情人也好。迫切的人很難變得挑剔，「因為好像馬上就要死了」而做出的選擇，就會承受各種危險。她們把糾纏和控制誤以為是愛和關心，拚命努力無視危險的訊號，甚至會自己跳入潛藏暴力的關係之中。她們便是如此孤立無援。

被卡莉描述為「靈性渴望」的東西，我想把它翻譯成認同、愛情，還有愛。戀愛關係是為數不多能讓女性感受到被款待、被當作重要的人珍惜的經驗。戀愛能給人在家庭、公司裡都不容易接受到的認同感。性愛則給人一種「有人正迫切地需要我」的感覺。在那個瞬間，「我」便是這個世界絕對需要的存在，是死了會很可惜的存在。像操弄權力般被魅力與肉慾驅使著，以為自己正控制著這個關係，然而這只是極其一時且虛無的力量。世界雖然把年輕的女性描繪成紅顏

禍水（femme fatale），但紅顏禍水絕對沒辦法侵占日常的領域。紅顏禍水不是升職、出書、制定法律的存在，只是個為了幽會得躲在陰暗臥室裡等待情人的存在。我們有必要反問自己：我期盼得到的認同感，實際上究竟是什麼呢？

　　最後的問題則是這個：愛可以是一種救贖嗎？我想說「是的」。我仍然相信愛。但我們只有在付出愛，而並非被愛的時候，才有辦法自我救贖。唯有在不是被拯救的對象，而是成為伸手拯救的那個人之時，愛才能成為救贖。能拯救自己的人只有自己。而愛的對象不一定非得是人類，可以是動物，也可以是寫作之類的行為。

　　芝賢說自己的憂鬱症是愛情問題導致的。她告訴我她過去想再被多愛一點，然後接著說，她也知道光憑被愛是解決不了的。芝賢說，和她一起在流浪動物保護中心當志工的人們，都同樣愛著動物們。秀貞為了和自己一樣的人堅持在部落格寫作；藝斌為了因自殺問題而失去摯愛的人們努力研究；敏知則正盡力幫助數位性犯罪的受害者們。

　　被愛這件事，是在付出愛的對方不再愛自己，或者從自己身邊離開的那一刻起便會停止。而去愛這件事，則是只要我們心中仍保有朝向他人的愛，便不會停止。我們永遠不會變得孤單。我想引用《正確的愛的實驗》（2014，maumsan

出版）中，申炯哲（音）筆下的文字來為這一章作結。

現在我想在這裡簡單概括慾望與愛的具體差異。在慾望的世界裡，重要的是我們擁有什麼。我們在那其中激昂地相信「你的『有』」能填滿「我的『沒有』」，但當「你的『有』」最終消失之時，我便會感到現在必須離開這裡，前往其他地方。另一方面，在愛的世界裡，重要的是我們「不擁有」什麼。在「我的『沒有』」和「你的『沒有』」認出彼此之際，我們之間便會發生某件不激昂，卻寧靜而堅定的事。有種唯有待在一起才能忍受的缺乏，因為「沒有」不可能再消失，我也就沒有離你的必要了。[2]

第六章

社會

對那些貧窮而
脆弱的女子們
彷彿鯊魚群般
噬血

2019 年 10 月，我跟芝賢在首爾的某間咖啡廳見面。芝賢在公司時總是一副生病的樣子。睡不好、體重減輕，甚至臉部還會出現麻痺感。那時她跟當時的男友也正處在一段不好的關係之中。某天快到午餐時間的時候，她的手突然沒辦法動了。一想到又得在眾人面前假裝沒事，就讓她覺得一陣反胃。正當想跟組長說：「我肚子不太舒服，想自己另外吃飯」的時候，她突然感到無法呼吸。身體開始發熱，心臟怦怦狂跳。她慌張地奔出公司，接著立刻邊哭邊去了醫院。

　　那一天是 2014 年 12 月 30 日。她吃了醫生開的藥睡著之後，醒來已經是 1 月 2 日了。她心想到底是吃了什麼強效藥才會這樣呢。覺得藥實在很恐怖。因為沒辦法打給認識的人，於是就打電話去生命線哭訴。隔天她再次前往醫院，和醫生說了自己擔心的事之後，醫生安撫芝賢，說：「跟吃藥而死的人比起來，不吃藥而死的人反而更多。」

　　芝賢說自己二十五、二十六歲，也就是社會新鮮人的時期，是她「挫折的開始，也是不幸的開端」。芝賢從她五、六歲開始就是個容易生病、睡得不好的敏感小孩。學生時期尚且沒什麼大事，但出社會之後便開始正式面臨困難。

　　「在社會制定的規範裡，得展現自己最好的一面不是嗎。

從星期一到星期五，早上9點到晚上6點，必須維持在最佳狀態才行，但我辦不到，所以身體生病了。在公司裡顯得一副病懨懨的樣子，從那時開始就完了。」

自從她在公司裡顯得「總是病懨懨」之後，她也成為唯一一個調薪失敗的員工。甚至公司的人也背著她傳出一些說她對組織沒有幫助的議論。難道我就必須在社會上以這麼一個沒用的形象存在著嗎。芝賢很受傷。

「我認為韓國社會沒有用愛惜的眼光看待女性社會新鮮人。說什麼『妳就像我女兒一樣』、『因為疼妳』，這些都是性騷擾。原生家庭一般來說是想讓女兒趕快結婚，把她送出去嫁人的。而對公司而言，他們認為結婚、懷孕、生子這些都是危險因子，所以比起男性員工，更不願意培養女性員工。我從來沒有看過一個願意好好認可二、三十歲女性的長輩。甚至女的前輩們也一樣。」

國、高中生時只要成績好，就能獲得與其相應的獎勵。但出社會之後，從薪水開始就不公平了。芝賢說她做了好久的「虧本生意」。

「面對家人、公司的人、戀人都必須情緒勞動，耗費很多精力不是嗎。但卻不會得到任何的回報。很明顯看得出來他們並沒有想要回報什麼。我實在知道太多事情了。我覺得不是我特別敏感或脆弱，只是因為必須活下去，身體才只好用生病來反應的。」

想要的人生之於社會所期盼的人生

二、三十歲的女性究竟為什麼憂鬱呢。市民健康研究所性別與健康研究中心的金賽綸（音 Saerom）研究活動家（預防醫學專門醫師）認為：「二、三十歲的女性是社會所要求的規範及自我追求價值之間落差最大的世代，所以也是最容易墜落的世代。」她表示，在美國和英國等地女權擴張的同時，性別暴力也日漸嚴重，並表示們女性們都因此陷入了「Anomie」（脫序，不具共同價值或道德基準的混亂狀態）的經驗。

「韓國社會的變化原本就很快速，而對於女性權利的認知，也迅速就產生了改變。以前的人沒辦法自己決定要結婚的對象，或者就算（對對方）不滿意，也只能（跟對方）結婚，

很多人是沒有辦法決定人生中大部分的情況的。雖然過去有所謂女性生涯週期的主流範本，但現在已經不是那樣了。許多人領悟傳統家庭的範本無法保障自己的幸福，而可能相對輕鬆的戀愛關係，也隨著數位性犯罪遍布的情況逐漸崩塌……我認為那些東西對整體女性都是有影響的。」

　　雖然二、三十歲的女性是受過更多教育、有了更多體悟的世代，但正因為她們身處過渡的階段，便很難立刻在現實中建立自己所期待水準的人生。

　　只有男友還算了解芝賢當時的狀況。因為男友沒有經濟能力，芝賢支援了他一年的生活，隨著和男友關係惡化，他們甚至鬧上了法庭。有一天，芝賢寫了遺書寄給男友：「我借你的錢就還給我家人，剩下的一部分遺產幫我捐給動物保護團體。再見。」

　　在芝賢想尋死的那刻，闖進她家大門的人不是男友，也不是警察，而是男友的媽媽。套用芝賢的話，她未經允許就用「光速」衝了進來，並對芝賢施暴：「妳就是打算毀了我兒子的人生對吧？」

　　「他因為自己很累就跑去跟他媽媽說。我反而對我爸媽

一句話都說不出口。他媽媽比警察來得更快。那時我心中對父權主義的憤怒忽然爆發出來，突然就振作起來了，哈哈哈。雖然我還是會說家人和男友是我憂鬱的原因，但這些紛紛擾擾糾纏在一起，整體來說沒有所謂單一的加害人。也不是加害人一被害人的那種單純構造。害我變得憂鬱的是這該死的大韓民國，這該死的社會。」

　　雖然女性已經有很長時間都和男性一樣，也享有接受高等教育的福利，但在實際勞動市場中，女性能去的地方，或者該說是讓女性能長期堅持下去的地方，其實並不多。雖然有能力的女性越來越多，但能替她們的成就提供相應的報酬，讓她們自由伸展夢想的工作不多。

　　女性的角色正在快速變化當中，但世界並沒有跟上這個變化。而直接在現場與這些正面相對的人，就是現在二、三十歲的女性。女學生從國、高中時期就在國文、英文、數學科目上展現出比男學生更高的成就。[1] 而女性的大學升學率也從 10 年前開始就比男性更高。[2]

　　但進入就業市場之後，事情就不太一樣了。雖然有更多女性讀大學，成績也是女性比較好，但雇用率則是男性明顯高出許多。2019 年的女性雇用率是 51.6％，男性雇用率為

70.7％，呈現大幅落差。好不容易就業之後，女性也會在薪資上受到不平等待遇。跟男性相比，2019 年的女性薪資標準只有男性的 69.6％ [3]。就算是同樣科系、同樣學校，在大學畢業兩年內的社會新鮮人勞動市場中，女性的所得還是比男性少19.8％。這時畢業於前段班大學的女性們，會體會到更大的薪資不公。[4]

女性的就業率隨著年齡呈 M 型曲線變化。一般情況是二、三十歲受雇之後，因懷孕、生產、育兒等原因造成履歷中斷，接著年齡增加後又再次受雇。就算好不容易再次就業，脫離履歷中斷的情況，女性們仍舊深受低薪和不穩定的工作所苦，且平均必須比男性額外多做 2 小時的家事勞動。[5] 無論在家，或在工作場所，女性都無法獲得和自己所提供的勞務相符的報酬。在這過程之中，還得理所當然地像芝賢一樣扮演好「年輕女性被期待的角色」。

9 點到 6 點之間，不能生病的那些人

二、三十歲女性的憂鬱雖然可說是源於女性身分的勞動問題，但同樣也源自於她們是在資本主義、新自由主義社會下受苦的勞動者。她們連生病的時間都沒有。從學生時期開

始就必須不停累積學歷，辛辛苦苦踏入職場之後，也為過重的勞動所苦，不停地被要求更新。現在除了「能力」之外，連「身體」也要更新。我們得把工作做好，學習投資股票和不動產，還得每天去健身房舉槓鈴、吃雞胸肉。這是多麼累人的生活啊。沒有跟隨以成長為中心的社會制定的路線的人、猶豫的人，還有速度一開始就慢半拍的人，都常會被視為無用之人。明明是因為該做的事太多而做不完，這個狀態卻被視為病態。有時候我還覺得，與其讓人們吃憂鬱症或 ADHD 的藥，倒不如把他們送去海邊，再為他們送上一杯熱帶雞尾酒比較好。

　　過勞症候群（Burnout Syndrome）、焦慮症、憂鬱症、ADHD⋯⋯人們迫切需要知道病名的理由之一，應該就是想至少藉此讓現在的疲憊得到認同，想要休息的緣故吧。就跟安周妍（音）精神健康醫學專科醫師的著作《我做了什麼害自己過勞呢》（2021，Changbi 出版）的書名一樣，雖然每個人都忙碌而疲憊，但在過重業務和必須堅持自我管理的情況下，對此感到吃力的我便成了那個被不停懷疑的對象。我的痛苦，只能怪罪無法好好管理生活的自己。這時尚且還能乾脆地認可我的痛苦，允許我「暫停」的東西，就只剩下診斷了。相對地這也意味著在理直氣壯地要求人們過度勞動的社會中，

辦不到的人便會被視為病人。

害怕跟爸媽要錢

李敏知是我的朋友，同時也是夥伴。目前她仍在努力推廣數位性犯罪防治運動。雖然憂鬱症對她而言是個伴隨她很久的病，但正式就醫則是在開始防治運動之後的事。我們的訪問是在敏知的宿舍房間進行的。對長久以來都無法擁有自己空間的敏知來說，宿舍是她非常重要的地方。而敏知也說在搬進宿舍之後，實際上健康狀況好了許多。在那之前，她都輾轉住在社團室之類的地方。2020 年 3 月，好久不見的敏知變得瘦削許多，讓我嚇了好大一跳。敏知在訪談的一開始先談起了具荷拉的事。

「具荷拉死的那時候，我每天早上起床都會哭 2 個小時。感受到很大的罪惡感。其實我腦子裡也很清楚，這樣有點太誇張了。這件事不是我的錯，加害者也另有其人，但我還是有著深深的罪惡感。我應該試著聯繫她的。她原本很堅強不是嗎，靠自己的力量把事件公開了嘛。」

為了想幫助「Burning Sun」事件的被害者，據說歌手具荷拉還向記者問了被害者的連絡資訊。

　　「她不是軟弱無力的被害者，而是個強大的人，努力想改變自己和其他人的人生。我一直想到自己居然沒有辦法拯救這樣的人。」

　　敏知同時患有憂鬱症及焦慮症。完美主義、潔癖、總覺得忘了什麼的感覺，還有覺得別人會陷害自己的焦慮。她的症狀在青少年時期最為嚴重，閉上眼睛也無法入睡，便閉著眼睛熬了一整晚的夜。因為總是處於緊張狀態，所以也長不胖。

　　「當時我們家很窮。我的青少年時期和剛成年的時候都是在次上位階層*的狀態中度過的。」

　　敏知是三姊弟的老大，下面還有兩個弟妹。她們家窮了

---

*　　次上位階層：南韓政府的社會補助階層，約等於台灣的「中低收入戶」，僅次於「基礎生活受給者」（類似低收入戶）。

很久，因為沒有錢，所以家人之間也經常鬧不合。生活中也有許多需要面對的羞恥情況。這種環境使敏知的焦慮及憂鬱狀況越發嚴重。

敏知的監護人並沒有照顧好敏知（或是沒有能力照顧好）。幼小的敏知並不知道該怎麼樣照顧自己，總是穿著一身破舊的髒衣服。沒有人幫她洗衣服，也沒有人教她該怎麼洗衣服。她只能自己看教育節目，或者去外婆家借書回來進行自我教育。家裡連教材的錢都付不起，讓她只能三天兩頭跑去教務處，拿一些教師專用的練習題回家。從小就是個典型的模範生。

「我會想說『用教師專用的教材念書，就可以看到標準答案了』，類似用這種方式一直想辦法在我所處的環境中找到最好的部分。不過每次必須面對這些情況時，總有種好像哪裡在崩塌的感覺。為了守護我自己，需要一道阻隔我和世界的牆，雖然一邊正努力把牆堆高，另一邊卻一直在坍方。所以我無時無刻都必須不停地堆，為了不讓這一切全都崩塌。」

家裡不僅沒給零用錢，連生活即刻必須的費用都沒給。

敏知只能仰賴過節時親戚給的紅包，還有偶爾見到爸媽朋友時拿到的零用錢勉強生活。用那些錢購買課本，替交通卡儲值。因為身上總是錢不夠，也很難和朋友出去玩。而弟妹們因為害怕向爸媽要錢，也會先向敏知伸手。因為跟媽媽說，媽媽就說去跟爸爸要，問了爸爸，爸爸又說去跟媽媽要，接著兩人就會開始吵架。敏知則把自己的份和弟妹們一起分享。

「我認為這個問題的根本原因是他們太早結婚了。他們兩個都是還沒上大學，二十一歲的時候就結婚了。那時我在媽媽肚子裡，已經 7 個月大了。回過頭來看，爸媽是在我現在這個年紀的時候，就要照顧十歲的我、八歲的弟弟，還有三歲的最小的妹妹。那個情況太瘋狂了。光是生存下去就非常艱難。不管我爸媽有多聰明、多有能力，可以想見當時一定總是處在很吃力的狀態。」

敏知的父母並沒有尊重她的私生活，還總是想要控制。他們會偷看敏知的日記，不讓她一個人睡覺。敏知的房間甚至沒有門。在她上大學之後，便展開了不讓她獨立的抗爭。外宿是想都別想，甚至爸爸還不准敏知出去打工。明明不給她錢，卻又不讓她自己賺，真是讓人抓狂。因為實在難以理

解，我便問敏知為什麼她爸爸會有這種舉動，敏知是這樣回答的：

「家長的角色就是賺錢回家嘛。但因為沒錢，所以只想要逃避這個情況，如果其他家人賺錢回來，就會讓他想起自己沒有扮演好家長的角色，所以他很不喜歡這樣。因為會彰顯出他沒有當好一個爸爸。」

大學一、二年級的時候，敏知的憂鬱情況變嚴重了。沒有好好去學校上課，作業也沒交。那個時候她才第一次開始意識到，自己其實「非常不正常」。她在大學主修心理學，於是試著把自己的症狀和教科書上學到的症狀做比較。雖然在青少年時期就有了憂鬱症，但那個時候以為其他所有人都像自己一樣活著。她說自己只不過是表面不動聲色，心裡卻也想過自殺，只不過自殺失敗，只好繼續活下去而已。

貧窮的我夠格嗎

敏知規範自己只能有人類最基本、為了生存而存在的基礎欲求。那基礎裡有著罪惡感。隨著憂鬱症越來越嚴重，到了無法正常生活的地步，她的罪惡感就越來越大，而那時又

變得更加壓抑自己。因此憂鬱情況越發嚴重，形成了惡性循環。

「我第一次知道別人到了吃飯時間，都是沒什麼想法直接吃飯的。我會在意有沒有吃的資格，沒有的話就吃不下去。因為某種倫理上的反感。我的錢是有限的，所以能吃的每一餐也是有限的。那要是我覺得自己不值那個飯錢，就沒辦法吃。那種道德的紀律印在我心裡，吃飯的資格，必須對得起飯錢的那種壓力。」

敏知靠自己的力量進行復健。首先從吃飯的時候、睡覺的時候不要檢討自己開始練習。堅強地敘述這一切的敏知，把話暫時停了下來，吸了一口氣之後再繼續說下去。

「最讓我難以承認的是使我像這樣思考、行動的原因，好像就是家庭暴力的樣子。意思就是我是兒童虐待的被害人。除了典型的「疏忽」全都符合之外，還像控制狂（control freak，指所有情況的運作必須符合自己訂定的標準，萬一不符標準，則會猛烈抨擊對方的控制型人類。）一樣透過侵犯我隱私的方式虐待我，這實在太奇怪了。用真的很糟糕的方

式侵犯了應該讓我自律的部分，而對於該保護我的部分卻放任不管。我的焦慮、憂鬱，和對於世界的恐懼，其實基礎都和錢有關。貧窮真的是核心啊。」

　　很多受訪者在討論憂鬱的同時，都會提到「用處」和「資格」。我夠格嗎？我是有用的人嗎？就算是這樣的念頭意外地解決了狀況、人生因此變好的時候，他們也不讓自己輕易承認。因為覺得自己沒有資格享有幸福的人生。

　　他們不會從一出生就認為自己「必須是個有用的人」。對於「有用」的執著，是在家庭和社會中生存的同時漸漸形成的。而這和前面提過的「從來沒有被全然地接受過」也有關係。因為光連存在就不被接受，才必須非得有什麼用處才行。於是認為自己一定要有某種用處，才能被他人認可。

　　因為「沒有用的人」這個標籤實在太過痛苦，痛苦到開始認為與其給別人帶來麻煩，毫無用處地活著，倒不如去死還比較好。這些內容並不只符合年輕的女性。在人們心中種下對於「用處」的執念的人，大多都是家人。然後再加上貧窮，就會讓狀況變得更加惡化。因為每天的人生都很疲憊，背負生計責任的人便會越來越怒不可抑。開始按著計算機去計算一個人的人生，計較收支利益。

當某個人因為生病或憂鬱，無法賺得 1 人份或更多的收入時；當他沒辦法完成在既有的生涯周期內被要求的某項任務時；當他沒辦法對家人的生計有幫助時，這個人就會被周圍的人—尤其是家人—當作沒有用的人。而這件事又會被當事人內化，為自己貼上標籤：「我是沒有用的人」。尤其在二、三十歲，被認為是生產性最高的時期生病的話，就更是如此。問題是他們就算想為了證明自己的用處去找工作，現在也已經是越來越困難的時代了。想找到一個足以維持生計的穩定職場，連對健康的男性而言都不容易，如果是生了病的年輕女性，自然會更加困難。貧窮奪走了能為未來做準備的時間。貧窮的女子們只能選擇可以立即開始、廉價而不安定的工作，而這又再次奪走她們的時間和體力，形成一種惡性循環，讓她們沒有餘力為了找到更好的工作去投資自己。

太多女生因為窮在性方面處於弱勢

敏知升上大學 2 年級時，家裡的情況更加惡化。她在學期中間被迫取消註冊，全家人被趕出家門。無處可去。敏知很快就斷了念想，她開始思考能不能住在學校的社團室，還有食物和洗衣問題該去哪裡解決。她說：

「某個冬天，我走在路上突然覺得世界看起來好不現實。錢包裡僅有的 3000 韓圜是我當下所有的財產。又冷又餓，又想去洗手間。然後就看到人們坐在咖啡廳裡。那些人正在喝著比 3000 塊還貴的咖啡。那就是一種資格啊，可以享有空間的資格。可以坐在溫暖的室內，充著手機的電，還能去上洗手間的資格。我沒有那種資格，因為沒有錢。那是一種被世界孤立的感覺。我讀的是位在首爾的還算有名的四年制大學，作著女性學相關的社團活動，讀了那麼多書，也和人們相處得不錯，但卻沒有什麼是我能立刻為自己作的。我靠自己雙手賺錢的經驗太少，而且一直被家人說『妳不要去賺錢』，想要自立的欲求受到打擊，那時實在太沒有自信了。

我在學校電腦中心搜尋打工的資訊，但搜出來的結果全都是跟賣春有關的打工。就是一些陪聊酒吧、酒店、包養等等。因為我是用二十歲出頭的女生帳戶登入的，所以入口網站搜出來的就都是這些內容。我受到很大的衝擊，也同時感受到世界是用什麼方式在運轉的，還有貧窮的女生們究竟都被驅逐到了哪裡。除了憤怒一湧而上之外，我的震驚和挫折感也很大。不管學歷如何、擁有什麼信念，只要她是女人—『窮的話就必須去賣春』—這好像就是世界正在傳達給年輕女孩的訊息。」

正在推動市民運動的敏知說，她很自然地會對年輕而貧窮的女孩子們上心。

　　「世上有許多因為貧窮而在性方面變得弱勢的女生。因為窮，累積了很多無法守護自己的經驗，自尊心也很低落，就算型態不是性交易，她們也很難抗拒所謂的性誘騙（grooming，指刻意與對方建立情感關係，累積好感後犯下的性犯罪），陷入剝削式的關係後，還以為那是戀愛，或者面臨約會暴力卻毫不自知。這個社會總是像嗅到血腥味的鯊魚般猛撲上來扯咬著女人們。對於年輕、脆弱、貧困且面對生存的判斷能力低落的女生們而言更是如此。有太多女生都遇過這種事了。但世上只充斥著紅顏禍水們周遊在男人之間，榨取男人錢財的故事。卻沒有任何貧困的女性為了守護自己周全，想盡辦法生存下來的資料。」

　　因為能參考的對象實在太少了，所以我們盡可能多說一點吧。我和敏知在訪談中同時對彼此這樣講。敏知說她每次想敘述貧窮，還有家人給的傷痛時，都覺得難以啟齒。

　　「不曉得該從哪裡開始說起。因為我這個人已經連很深

的地方都留有傷痕了。不是有時候會那樣嗎，會有一些完全無法想像貧窮是什麼的人想聽妳的故事，那時（我）就會被自己的經驗弄得開不了口。因為就算說了，也完全不期待對方有辦法理解。『那去找打工不就好了嗎』面對會說這些話的人，要怎麼跟他說明想找打工還得先面試，要面試就要先提供聯絡資訊，但因為覺得付不起手機月租費，所以沒辦法辦手機這些事呢。要怎麼告訴他我上網搜尋只找得到賣春之類的東西，已經在網路上受到打擊，快要一蹶不振了呢。」

貧窮會腐蝕人類的所有層面。並不是單純沒有錢吃飯的問題。貧窮對健康有害，讓人不禁自問自己是否有吃飯的資格。如呼吸般無時無刻感到絕望，讓人覺得不管怎麼嘗試都不可能會成功。整日為無力感所苦。想要在這世上存活下來，不管是誰都必須投資自己。不管是學習技術、獲得學位，或至少也要攝取食物照顧自己的身體。貧窮阻止了人們的自我投資，藉此阻擋人們想像未來。而什麼都不會改變的念頭，自然會讓人們繼續無力下去。

小時候經歷的家暴經驗，在過了很長一段時間，暴力的威脅消失之後，還是會影響受害人的個性，依然留下了痕跡。貧窮的經驗也一樣。敏知順利從大學畢業，甚至修完了碩士

課程，並以本名、匿名交替的方式活躍於社會活動，以不同面貌持續證明著自己的實力。她透過家教、打工自己賺取學費及生活費，實際上已經是獨立的狀態了，但她仍舊覺得難以相信自己。

「感覺我的能力好像不是我的一樣。不管是我達成的東西，還是我的朋友關係……那些叫我向外求援的話感覺實在太怪了。感覺不屬於我，一直都這樣。就算收到禮物也覺得不是我的東西。感覺好像哪裡弄錯了。我總覺得自己好像只能繼續窮下去，感覺貧窮就是我唯一的選擇。好像一輩子都只能撿著廢紙生活下去。我真的很努力不要表現出這種恐懼。」

無法相信自己能力的現象消磨了想要改善人生的意志，讓人無法往前踏出一步，我在持續訪談的過程中不斷地目睹這些東西。她們總是對我這樣說：

「我不相信自己，總覺得哪天又會出什麼差錯。」

就像呼吸般頻繁的性騷擾

　　我和住在釜山的靜靜是在 2020 年 11 月透過 Zoom 線上相見的。那時我正想要訪問住在首都圈之外的女性，而靜靜正好先聯繫了我。認識靜靜之後我更明白了。住在越遠離首都的地方，女性就必須對抗越父權、越充滿性別歧視的社會。又或者她們越容易被孤立，很難找到一起奮鬥的同志們。她們總說：「這輩子第一次開口說這種事。」

　　「如果我所經歷的事被廣為人知的話，那人們可能會產生『不應該這樣啊』的想法。我大概就是抱持這種希望吧。」

　　即使深受絕望感所苦，靜靜還是這樣說。靜靜這個名字據說是因為她想「安靜地生活」才為自己取的。

　　她從 2017 年起就經歷了失眠和焦慮，也有很長一段時間懷有自殺念頭。某一天下班回到家，她吃下安眠藥卻還是睡不著。凌晨 2 點，那天特別有一種今天不死，痛苦就不會結束的感覺。她一躍而起去了海邊。警察接到報案趕來，將靜靜帶了回來。

　　就像芝賢一樣，靜靜也不是個會向父母透漏心事的女兒。

靜靜說自己是一個「很好養的長女」。直到靜靜試圖自殺，家人們才第一次知道靜靜患有憂鬱症。他們的反應很微妙。媽媽看起來沒什麼反應，弟弟說：「姊妳是不是有點太誇張了？」

試圖自殺後，她逃亡般地辭去工作，住進了封閉式病房。出院之後出門旅行，也投了履歷表，努力想要重新站起來，但從 2020 年 1 月開始完全沉寂下來了。

患有重度憂鬱症的人真的跟植物人一樣。連哭泣或尋死的力氣都沒有。沒有任何興致或反應。就好像被捲入沒有光線的大海一樣持續下沉。靜靜那時正處於在那深海之中稍微能抬起頭的時候。她說新換的藥有點作用。靜靜把釜山表現成「老人與海」。她說釜山只有很多上了年紀的人，非常缺乏年輕人，尤其是年輕的女性能任職的工作。雖然靜靜原本找到了自己想做的工作，但在大部分都是男性的職場中，被性騷擾或猥褻的次數就像呼吸一樣頻繁。

「公司員工大概有將近 200 人。只要我一走進食堂入口，就會有大約 80 個左右的男人在看我。我一個人拿著餐盤猶豫要坐哪裡，他們就偷偷瞄我。我每天都會經歷一樣的事。不管是多不在意別人眼光的人，都不得不被逼瘋的。吃完飯以

後走出去，就會看到男人們聚在一起抽菸，對我招呼說『今天穿了什麼什麼衣服耶、身材是 S 形耶、去了什麼好地方嗎、好像瘦了一點』之類的，光明正大地性騷擾。他們也不覺得那是不對的。我心裡已經噁心到化膿了，但如果想要繼續上班，就必須裝得什麼事都沒有。只能裝作巧妙地去應對這種騷擾而已。」

要是說這些話的人是一些壞人就好了。但像呼吸一般對靜靜性騷擾，評價她外貌的人卻是所謂的一群「好人」。他們是很照顧靜靜的一群人。會在公司聚餐的時候把靜靜安排在「高位人士」旁邊，強迫她喝酒、倒酒，然後摟著她唱歌。在其他女生紛紛因為受不了女性貶抑的企業文化而離職之時，還留在公司的一位女前輩對靜靜的訴苦這樣說道：「妳在這個公司得當一個開心果才行。要很會倒酒、選對邊站，這比工作表現重要得多了。」

聚餐結束後，男性員工們會一起前往八大場所，靜靜看了這樣的光景好幾年。她不停地說「沒辦法相信任何一個男人」。很多女生都說過跟她一樣的話。

「我產生了很多對人的不信任，尤其是男人，首先就沒

辦法把他們當成人看。沒有不嫖的男人，真的沒有。就算是看起來真的不可能會去的那種人也都會去（那種地方）。」

在工作的場合，靜靜並沒有被當成一個同等的人、一個青年、一個勞動者看待，而是一個必須配合眾人心情的開心果。社會看待二十幾歲女性的方式剛好就和這差不多程度。漂亮、醜、身材好、身材不怎麼樣。總是從頭到腳打量一次的視線。Pepero Day* 之類的情人節紀念日如果沒有送部長禮物，就會被公司嚴厲訓斥。一個月前結婚的上司開車載靜靜時對她說道：「要是我沒結婚的話，一定會想個辦法勾引妳的。」

在「Megalia」** 女性論壇話題正熱的時候，某一天部門的高位上司把靜靜找來，在很多人面前這樣問她：「妳該不會有上 Megalia 吧？」

---

* Pepero Day：韓國 11 月 11 日時有贈送喜歡的人 Pepero 巧克力棒的習俗，據說是因為巧克力棒的形狀直接聯想到 1，類似情人節送巧克力的概念。

** Megalia：Megalia 普遍被認為是較極端的女性主義網路論壇，其部分使用者曾於 2015 年在 Megalia 發表一系列不恰當言論，引發許多爭論。

「我沒辦法在那個場合說『我是 Megalia 會員沒錯』，也不能說『我沒有上 Megalia』，不知道該做出什麼反應。他那完全就是明擺著幫人貼標籤的問法。」

類似的事情她遇過不計其數。靜靜說她再也不想回到那個恐怖的地方了。

「感覺所有自我都崩毀了。」

是我太敏感嗎

靜靜獨立在外生活了幾年之後，又再次回到老家。因為她一個人住的期間經歷了幾次的威脅。只要是女生，大概誰都有經歷過，夜裡走路回家的路上被人跟著或追過來的情況。但她連這種事情都沒辦法獲得家人的理解。

「男生一定不懂啊，沒辦法理解。就算跟他們說我在公司被性騷擾也一樣。他們會說想在這個社會生存，不就應當要承受這點小事嗎。他們不懂『漂亮』這個詞為什麼是性騷擾。甚至公司每年都會進行一次性騷擾防治教育，老師在課

程中告訴他們說『漂亮』也是性騷擾的時候，男性員工會搖搖頭說『完全無法理解那到底錯在哪裡』。連那裡的女生們都沒有意識到『今天身材不錯喔』這種話是有問題的。甚至連我朋友也是。實在太讓人窒息了。」

　　靜靜的身邊沒有任何一個人能讓她分享這些話。在公司裡也是，家人也一樣。甚至周圍的朋友都無法同理她的心情。

　　「我換了藥，兩個月之內就因為副作用胖了 10 ～ 15 公斤。變胖以後父母就不讓我去他們工作的店裡了。瘦的時候還會跟客人說我們女兒很漂亮，讓她出來給你看看，但胖的時候覺得很丟臉，就叫我不要出去。」

　　炎熱的夏日，靜靜在家沒穿內衣，媽媽經過看到了就罵她，髒女人。

　　「對這樣的父母我還有什麼好期待的。」

　　在她憂鬱症變得更嚴重的時候，朋友們反而離她而去了。原本處在身體還動得了的憂鬱狀態的時候，她還有跟朋友一

起去飯店度假。明明覺得玩得很開心，卻在那之後漸漸和朋友們疏遠了。詢問之後得到這樣的答案：「在飯店玩的時候妳看起來太糟了，感覺好像已經超越了我們可以干涉的線，不曉得該怎麼辦才好。」

「吃得很好、也很快樂地游泳，玩得很開心。但聽說我說了很悲傷的夢話。聽說我的夢話是『真的毫無意義，娑婆世界。』、『我要做這種工作到什麼時候？』說了很多傷心的宣言。聽說我會邊睡邊哭，或從床上坐起來哇哇大哭，吐口水、用頭撞牆……大概是那時候壓力真的超級大吧。」

我在線上訪問靜靜之後過了 5 個月，2021 年 4 月，我去釜山直接跟她見了面。

她在釜山車站等我的樣子看起來比之前更有朝氣。她說剃光頭是她的夢想，我看著這樣的她一邊想著：這女人也是隻獵豹啊。是個必須奔馳到心臟快要跳出來的，獵豹般的女子。是隻被關在不適合自己的地方生活之後，連自己是獵豹都不曉得的獵豹。

靜靜：我常常想「是我很奇怪嗎？」是我特別不一樣嗎？

個性有問題嗎？常常容易自責。媽媽也常常說「是因為妳比較敏感才會這樣」。

河美娜：那就是情緒操縱（gaslighting）啊。

靜靜：這就叫情緒操縱嗎？

河美娜：因為妳說了妳不舒服，然後對方回的是「不，妳沒有不舒服，妳只是特別而已。」我覺得真的不應該用話語去否定對方的感受。

靜靜：沒錯。是我這樣覺得，為什麼對方要去判斷我所感受的呢？但如果沒有人像這樣告訴我，我最後還是會認為「我是敏感而且特別的人」。

訪問結束後，我們約了隔天再見。回去首爾之前和靜靜一起吃了飯、喝了咖啡，一起看著海聊天。靜靜反覆說著她連一個可以討論這些話題的朋友都沒有。讓我把搭車時間延後了兩次。在前往車站的計程車上，靜靜說：

「作家您走了以後，我現在這樣激動的心情也會再沉下來吧。」

回到首爾之後，有種把她獨自留下的感覺，讓我心情沉

重了一段時間。

貧窮使人害怕互惠

隨著進行了許多訪問，我越來越確定女生們最脆弱的時刻，就是她們沒有錢或沒有家的時候。雖然不是說有錢就不會經歷憂鬱症，但的確貧窮會使憂鬱症情況惡化。而且憂鬱症會使人變得無力，變得更加孤立，於是又再度引發貧窮。只要立刻匯個 300 萬韓圜（約新台幣 67000 元）給現在深陷自殺危機之中的人，也能大幅下降他們的自殺機率。我的自殺念頭最嚴重的時期，同樣也是在沒錢、沒地方住的時候（參照〈第 7 章 自殺〉）。

越是這種時候，就越迫切地需要周圍的幫助。但反覆來襲的貧窮讓人連共同體提供的互惠都感到害怕。因為認為自己沒有什麼可以反向給予的。我的情況也是，真的沒有錢的時候，連接受別人幫助都感到困難，感覺好像無以回報。而自己又迫切地需要幫助，所以覺得那種情況非常羞恥。在存了可以指望一個月、兩個月之後生活的緊急預備金之後，才能稍稍寬下心來。貧窮會侵蝕日常生活的每一個部份。即使是必要的消費也會產生罪惡感，讓人際關係變得尷尬，也讓

人對想改變人生的所有嘗試感到猶豫。

我的作家同事李妍淑以「麗塔」作為筆名，她曾這樣說過：

「朋友之間互送禮物，或者一起去吃飯之類的，如果一個人沒辦法做這些事的話，就不只是單純沒錢的問題而已，而是會無法進入人和人之間的互惠模式。那種人們相互交換的網路。會有一種要是我不付出，就永遠沒辦法在群體之中感到舒適的感覺。這一切，整體而言會讓人產生不必繼續活著也無妨的想法。

我有次曾經一口氣收到 100 萬韓圜，生活真的變得截然不同。我才剛搬到月租相對比較便宜的房子，然後存摺裡有著就算不馬上找工作也沒問題的金額。我人生第一次經歷那種狀態，才更了解過去 6 年自己過的到底是怎麼樣的生活。我發現因為沒有 5000 韓圜，覺得現在立刻去死也沒關係的那種急迫，並不只是我心的問題而已。這好像是只有終於有錢的時候才能明白的一種狀態。不是因為有人在旁邊說你還有明天、你還有希望，反而是因為存摺裡多了幾個數字才領悟的。覺得『我現在完了』的那些瞬間，其實都能被非常單純的資源默默撐起。錢讓我看見了自己在某個期限之內的未來。

不管是一個禮拜還是一個月，我可以運用那些資源的事實，讓我確認自己可以在某個期限之前都不需要去思考（錢的問題）。雖然那不一定可以延續成為活下去的意志，但至少能讓人立刻停止關於死亡的念頭。」最恐怖的則是這種情況：我們也可能會遇到比至今經歷過的更慘的窮途嘛。萬一那個時候，在貧窮的面前，我學過的東西，還有我如此努力地分析貧窮、和別人分享的事情一點用都沒有該怎麼辦？「雖然我很窮，但我可以想盡辦法去改變」之類的想法，萬一其實毫無效果的話呢？只是我一廂情願的精神勝利該怎麼辦？可以述說自己經驗的能力，在天大的貧窮面前顯得一無是處的話該如何是好？這是我非常害怕的。」

從我、戀愛、家人還有社會向前一步

　　第 2 部中介紹了女生們親自梳理而成的憂鬱症疾病敘事。我認為她們告訴我的憂鬱症脈絡，都沒有在精神科診療室中被仔細探討過。她們也不是因為希望獲得理解而去就醫的。只不過是為了緩解症狀才去諮商，拿到處方吃下抗憂鬱藥物而已。聽了她們的故事之後就會明白，「女性憂鬱症是荷爾蒙影響所引起的」這句單純的話究竟有多麼可笑。

有 100 位憂鬱症患者，便也就會有 100 個故事。每一個故事都不一樣。雖然被我分為家人、戀愛、社會等不同的部分介紹，但各章介紹的內容並不適用於所有的人。雖然這麼講很理所當然，不過也有受訪者的家人非常溫暖，也很支持她們；還有人是透過和戀人相戀，正在療癒小時候受到的傷痛。但我仍然挑出了我持續在她們身上發現的某些共通點，將其化為文字。不是為了紀錄每一個人「個人」的憂鬱症故事，而是為了寫出「我們之間」的故事。

　　現在的二、三十歲女性們是小時候經歷過亞洲金融風暴的世代。那個時期的媒體報導主要以男性家長面臨的經濟危機為中心，整個社會都致力於「提振男性士氣」，而深陷經濟困難的家庭裡發生多少暴力事件，以及其中的女性們有多脆弱則相對很少被提及。1998 年，韓國發生了 936 起家庭暴力事件，到了隔年，IMF 外匯危機擴散至整個社會，家暴件數則暴增至 3996 件。[6]

　　而家暴事件怎麼可能每年只有 4000 件而已呢。只是報案的數字僅止於此而已，推測其他受害者未曾開口的無數暴力事件，都集中在這個時期。在這段時光被家中氾濫的暴力氣息浸染長大的人們，隨著時間流逝，便長成了現在二、三十歲的人。

韓國在外匯危機之後，隨著約聘職缺急速增加，所得分配惡化，便正式開始轉換為新自由主義體制。珍妮佛・M・席爾瓦（Jennifer M. Silva）在她的著作《Coming Up Short》（2020，luciole 出版）中，分析了美國勞動階級青年在進入成年的過程中，對於社會轉換成新自由主義造成怎樣的影響。

　　她表示因貧困而無法透過購買住宅、結婚等傳統方式自立的青年們，便開始把重心放在「個人的自我成長」上。他們熱衷於治療文化，管理憂鬱、焦慮等情緒，以及嘗試敘述小時候受的傷等等，都可說是無法用從前的方式長成大人的青年們，重新發現「自我」的方式。席爾瓦指出，比起改變市場或國家等強大的制度，這些青年們更注重的是改變自己。[7]

　　雖然席爾瓦的研究給了我一番領悟，但我從韓國年輕女性們身上，看到了比席爾瓦從美國青年身上發現的，更高更遠的東西。她們站得更前面。我遇見的這些女性們，沒有任何一個人將憂鬱完全視為個人的問題。她們甚至會說「要是能夠想成一切都是我的錯倒還好呢，那樣還比較舒服一點。」之類的話。因為比起改正這個讓我憂鬱的社會，改正自己要來得簡單輕鬆多了。

　　女性們正在了解圍繞著憂鬱的各種原因和脈絡。她們也

不認為「我是最痛苦的人」、「生病的人只有我」。她們知道作為一個痛苦的當事人，自己所經歷的苦痛究竟存在於多麼複雜的網中，並欣然開口吐露。因為她們痛著，才看見並經驗了別人看不見的東西。

「那麼誰是最痛苦的人呢？」——我可不想演變成這種論述。除了不可能比較痛苦之外，去比較也是有害的。受害的編年史正不斷地被陳列出來。在高聲疾呼每個人都是受害者的地方，哪裡都到達不了。

雖然我關注二、三十歲女性的痛苦，但這並不是因為她們是最痛苦的一群人，而是因為我覺得她們是痛苦的目擊者，因為她們是願意坦誠地揭開傷口，熱烈地煩惱著這些傷源自何處的一群人。我期盼的不只是請各位「看見二、三十歲女性的痛苦」（當然有一部分是這樣），更重要的是希望各位「用二、三十歲女性的角度看待世界」。希望藉由她們訴說的故事，能喚起讀者們仔細端詳自己的機會。

女性們的憂鬱症敘事並沒有只停留在個人或家庭的層面，而正逐漸擴張為市民運動。這些憤怒的女子們站上街頭示威、親自成立活動團體，聲援受害者，還有些人成為國會議員，建立了黨派。在女性們像這樣串連起來的過程中，社群媒體（SNS）扮演了很重要的角色。網路讓原本孤立的女

性們得以相互連結，同時提供了空間，讓她們能不需要在意旁人眼光，盡情說出平常日常生活中難以開口的故事。

　　社群媒體也常被批評是讓憂鬱症惡化的幫兇。正在攻讀科學與技術研究的未良指出：「這樣的意見忽略了一個問題：身為憂鬱症當事人，同時也是技術使用者的年輕女性們，是如何理解並使用社群媒體的呢？」歷經 2016 年所謂「女性主義重啟」（Feminism reboot）後出現的許多女性團體，都以社群媒體作為基地活動，靈活應對了各種韓國的女性問題和相關議題。其中具代表性的推特（Twitter），是年輕女性們在上面熱血論戰，使女性主義論述更進一步發展的地方；關於在韓國社會中如何作為一個年輕女性存活下去，也提供了交換各種煩惱與實質建議的空間。我的受訪者之中，也有人是透過社群媒體認識其他憂鬱症患者，形成了照顧的共同體。

　　芝賢也是透過社群媒體找到我，先聯繫我希望受訪的人之一。我想在此引用和她的訪問內容，為第 2 部作結。

　　「我坐地鐵 1 號線的時候，假如看到有老爺爺正在生氣，就會這樣想：『世界上除了我之外還有很多人在受苦啊。還以為這麼痛苦的人只有我一個，但又苦又累，卻不知道該怎麼辦的人真的很多啊。』尤其看著前一個世代的人就更有這

種感覺。不是很多爸爸都會酗酒摔東西嗎，我就會想那些人是如此孤單、痛苦，又不曉得怎麼辦，才會這麼憤怒的啊⋯⋯

焦慮和欠缺感不停疊加的話，就會加深幻想症狀和受害情結。人也會變得越來越憤怒。有些人是表現出憤怒，有些人是變得無力，好像會呈現出兩種極端。女生們不是會站出來行動嗎，在惠化站示威發聲之類的。我就覺得是因為累積太多了，到了不得不爆發的程度啊。

我常常覺得，女生實在很聰明。因為現在二、三十歲的人有著敏銳的直覺，會去醫院接受心理諮商、找書來看，就能馬上發現『我身上有問題』。雖然也有很多負面的報導，但長期來看，治療是越早開始越好，這是一定的。而且大家也毫無顧忌地寫出自己的私生活或家務事對吧？這種勇氣就可以讓人更往前走。人們會去煩惱要怎麼成為保護自己的人，要怎麼樣控制好自己，並嘗試自立。雖然這種時候也會試著去依賴父母、依賴男友或者公司，但最早發現『原來這一切都沒有用，還是得靠著我自己的主見活下去啊』的人，似乎就是二、三十歲的女性。」

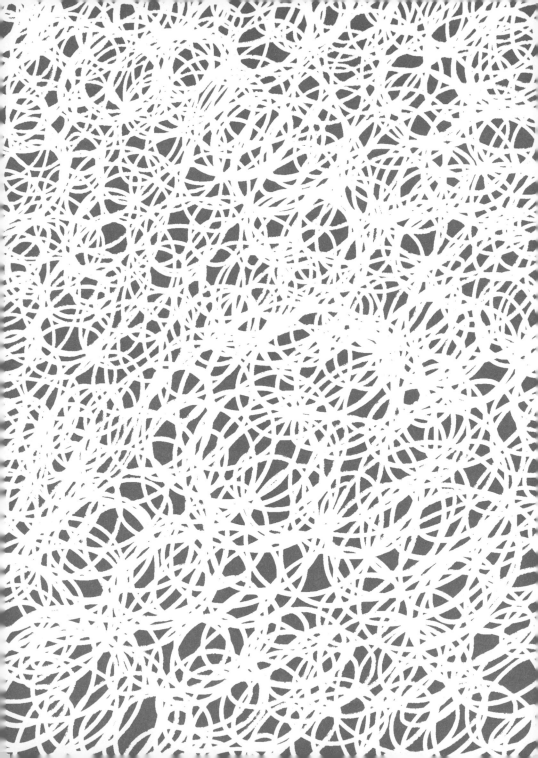

Part **3**

可以改變故事結局的話

第七章

自殺

其他人
真的
都不會有
想死的時候嗎？

每當對話提及死亡，我就會想：「可以坦白到什麼地步呢？」

　　或「要說到哪裡為止呢？」比起死亡的事，討論性愛話題還更讓我覺得自在放鬆。

　　我從小時候就學到提及死亡可能會讓人變得難堪。小學4年級，朋友問我有沒有想過自殺，我說有，接著換來一臉驚愕的表情。我在那瞬間忽然感到一陣羞恥。究竟為什麼羞恥呢？覺得自己好像不正常的羞恥，還有或許自己的狀態比別人更加不幸的羞恥。但其實無論是哪一方，都不是什麼羞恥的事。

　　或許我的自殺念頭比憂鬱症更早開始也說不定。在年幼的我每天晚上哭著睡著的那個時候，我還不知道死亡具體意味著什麼，卻想著要死去。因為想要結束這些悲傷。在那之後，只要感覺持續活著實在非常疲憊的時候，我就會出現尋死的念頭。說得更準確一點，是我找不到必須如此拚命活著的意義究竟是什麼。心中的空虛實在太難以忍受了。

　　我的自殺念頭最強烈的時候，是在沒有家的時候。當時我住在大學宿舍，我不在的時候有人來檢查房間，結果因為放了電熱水壺被扣了8分。被扣8分的話，就必須在兩周之內從宿舍搬出去。當時正逢寒冬，是我正在寫碩士論文的時

候，雪上加霜的是我根本沒有錢可以馬上支付押金。我跑去說明情況，幾乎可說是趴在地上求情。我過去2年都擔任舍監，所以知道這件事其實是可以依照舍監的裁奪有輕重之分的。幾天之後，他又以不遵守舍監指示的名義再扣了2分，於是我就被永遠退舍了。

我去找宿舍負責人說明來龍去脈，還拿到了學生們的支持聯署，用盡各種方法抗議，但都沒有用。朋友們讓我去他們家，也考慮過去住考試院，但我實在不想再那樣生活了。我為了拿到幾百萬韓圜的押金，向周遭的人求援被拒，種種屈辱和委屈的經驗，使我的身心消磨殆盡。有個年長的男教授說願意給我錢，讓我有地方住，我一邊看著他的連絡資訊，一邊煩惱著，這跟賣春沒有什麼不同吧。但那又怎麼樣？眼睛一閉給他一次不就得了。有什麼大不了的。每次出現這種念頭，我的尊嚴就被抹去一點。每天都躺在床上哭，想著要自殺。要在宿舍門口點火自焚嗎？在宿舍裡面上吊自殺嗎？一定要讓那個人發現我的屍體才行。那他就會懂了，我到底有多麼辛苦，還有你們做的事有多不對。完全是為了報仇與懲罰的自殺。

雖然我曾下定決心絕不忘記，但現在卻不僅不記得那個人的臉，連名字都快忘了。在一連串曲曲折折之後，我終於

找到一間套房，自殺的念頭也緩和下來。但我深深了解到，年輕女性如果無法確保她生命的資源與安全庇護，她的人生是可能因為一個如此小的契機（電熱水壺）而被動搖的。

提起自殺的難堪之處

並不只有想懲罰他人或報仇的時候，才會讓我想到自殺。在我的人生並不憂鬱，極其平和的時候，也曾出現過自殺的念頭。就算在思考得很具體的時候，我也很少把這件事從口中說出來。因為說出口的瞬間大概就會感到厭煩，如果真的下定決心的話，悄悄地直接進行應該比較好。把想自殺的事說出口，便會突然收到太多安慰和擔憂。有時候我會覺得這滿奇怪的。不曉得為什麼所有人都自然而然認為自殺是件應該被阻止的事。明明沒有人是因為認可生命本身很美好才活下去的，但一有人要死，大家就趕忙前來阻止。那真的是為了試圖自殺的那個人好嗎？還是只是想擋下自己的罪惡感和悲傷呢？真的以為只要阻止死亡就沒事了嗎？我想從這個地方開始說起。

自殺的人似乎在每一個社會都是惹人厭的存在。歷史上，統計學便是統計著人口，尤其是精神異常及自殺等脫離規範

的人口數量發達起來的。[1] 討論到自殺時特別尷尬的點之一，是人們阻止自殺或對自殺感到惋惜的原因，其實並沒有任何依據可言。有人自殺之後，卻對他最後的結論感到惋惜，這難道不是一種不尊重他人決定的態度嗎？自殺真的是一個糟糕的結論嗎？這樣的問題又會再引出一個共同體永遠難以回答的問題——生命必須持續下去的理由是什麼呢？

這個問題本身其實就有問題。生命的定義是活著，而生命把活著定位成其原本的目標。因而去回答生命的理由是什麼，便只能是同義詞的重複而已。為什麼要活著呢？因為活著啊，因為出生了啊。活著這件事沒有任何正當的理由。

雖然以上討論了很長一段有關自殺，但生命沒有目的這件事，現在對我而言其實不是悲傷或挫折，反而更接近享有自由的感覺。因為如果足以左右生死、絕對重要的東西並不存在的話，那麼就沒有必要為了什麼而活，也沒有必要為了什麼而死了。

如果生命並不是要前往哪裡，只是要活下去的話；如果所有瞬間、選擇、行動和相遇，都完全平等，沒有優劣之別的話，那麼每個瞬間都一樣會是最重要的瞬間，而活好每一個瞬間本身，就表示我完成了任務。因而使我厭煩的，並不是「為什麼要活著？」這個問題，而是我冒出這個念頭的自

我意識。

英國哲學家西蒙・克奇里（Simon Critchley）曾在出現自殺想法後，投宿在故鄉附近海邊的一間旅館寫作，探討所謂的自殺。他發現就像沒有不能自殺的理由一樣，也沒有非得自殺不可的正當理由，於是寫了以下文字：

> 我們沒辦法藉由結束自己的生命拯救任何東西。而之所以會相信自殺是唯一的逃生口，是因為我們傲慢地過譽了自我滅亡的救援能力。世界要求我們擁有可以接納自己的理念和無止盡失望的能力，所以為何不在生命裡停留一段時光，去享受世界這般柔軟的不經意呢？（中略）因為對於生命意義抱有疑問是錯誤的，所以似乎不該再提出那樣的疑問了。裝著自我懷疑、自我厭惡、自怨自艾的抽屜……為了找出道德上被遺忘的髒衣服，我們的精神絕不會停止翻找這些抽屜的。[2]

所謂「因憂鬱症而自殺」是一種陷阱

並不是因為沒有活下去的理由，才讓那所有人都選擇死亡的。自主選擇死亡是一個非常極端的行為。雖然憂鬱症會

從生命中奪走能量，但為了結束生命而自殺，也是需要能量的。決定自殺這件事，也算是一種意志的表現。所以比起問「為什麼得活著」，倒不如問「為什麼要去死」還更好。竟然能實行像自殺這種需要極大決心和能量的事，得去追問這麼強烈的動機從何而來才行。

關於要如何死、為何要死的問題，實際上也是關於生命的問題。因為某個人決定要尋死，也意味著對現在的他而言，並沒有為了活下去而迫切需要的東西。也就是說，有關死亡的問題，等於是在問一個人他活在這世上最需要的究竟是什麼。

雖然韓國這個國家每年約有 1 萬 3018 人自殺，也就是一天之中自殺的人大概有 36 個 [3]，但關於自殺的討論可說是一片荒蕪。自殺的現象已經四處蔓延，但所有人似乎都視而不見地照常生活。人們認為有家人自殺很丟臉，被留下來的人並沒有學會該如何哀悼這件事。

雖然為了擺脫 OECD 成員國中自殺率第一的污名，韓國的自殺預防政策已經施行已久，但也接連失敗。我翻開 2004 年韓國保健福祉部公布的〈第一回自殺預防對策五年計畫〉報告書之後，就感受到一股失敗的氣息。報告中指出「引起自殺的生物心理學因素和社會經濟因素中，普遍認為有 80 ％

的人是經歷憂鬱症後導致自殺，剩下的20％則是在衝動狀態下自殺」，並強調「比起在現代醫學或經濟條件上難以改變的生物心理學因素或社會經濟因素，將自殺關鍵因素之一、且能藉由早期發現治療的憂鬱症作為主要改善目標，可有效預防自殺」。但它前面統計的80％和20％，究竟是用什麼依據區分的呢？

憂鬱症是自殺的原因嗎？當然這兩者之間的確具有關聯性。但將自殺的原因斷定為憂鬱症，則是非常偏頗的觀點。憂鬱症和自殺之間的關係是更加複雜而微妙的。跟高自殺率相比，韓國的憂鬱症發病率相較其他國家低；而實際自殺率是男性較高，但憂鬱症發病率則是女性較高。

在專為自殺防治實施的精神疾病流行病學調查中，憂鬱症被認為是有自殺風險的人顯示出的前兆症狀，也被用來做為辨別自殺風險的資料。這時與其說憂鬱症是導致自殺的確切原因，不如說它是經常與自殺同時存在的問題。也就是說，憂鬱症並不是導致自殺這個最終結果的原因，而被認為是作為連結用途的中介變項。

比方說，表現出類似自殺舉止的人，並不是全都經歷過憂鬱症狀。根據韓國保健福祉部每5年出版的〈精神疾病現況流行病學調查〉，曾計畫自殺的女性約有一半都經歷過情

緒障礙；另一方面，曾計畫自殺的男性則有大概一半都經歷過酒精使用障礙症。但酒精使用障礙症不同於憂鬱症，不會被當成自殺的原因，倒較常被認為是同時發生的現象，或者被當成是提高自殺風險的問題。

憂鬱症和酒精使用障礙症、藥物濫用、睡眠障礙一樣，都和自殺有關，但同時也可能是獨立的問題。治療憂鬱症雖然對自殺防治有幫助，但並非絕對有效，而就算憂鬱症狀減緩，也不能因此就對表現出自殺相關舉止的患者中斷治療。實際上的確發生過因為憂鬱症變得有氣無力，無法嘗試自殺的患者，在接受治療找回活力之後，選擇自行了斷生命的情況。所以有時比起憂鬱症最嚴重的時候，反而在康復初期還可能更加危險。

《短命少女鬥爭記》（2021，四季出版）的作者，同時也是我的朋友的玄綹靜（音）作家這樣告訴我：

「不管人處在哪種狀況，好像都不是憂鬱引起自殺，而是自殺引發憂鬱的。當我走在路上，想著總有一天要自殺的時候，就忽然感覺到那個念頭喚起了我內心的憂鬱。因為自己過去知道的自殺事件都是在憂鬱、不安定且衝動的狀態下發生的，而既然現在已經想著要（自殺）了，卻反而比平常

更冷靜，實在很奇怪，於是就會認為自己應該憂鬱才對。甚至自發性地引導出那個情緒。另一方面，我也覺得憂鬱的人如果可以在自己需要的時間、需要的深度徹底憂鬱一番的話，那麼就有可能不會自殺。只要有個 50 萬韓圜匯進帳戶裡，有某個人照顧自己，幫我維持衛生狀態、保持日常運轉；如果可以像這樣經歷一段足夠深度的憂鬱，那麼就似乎能產生重新開始新事物的從容。很多人不也是在自己沒辦法充分憂鬱的時候，就像被公司資遣一樣，被迫選擇自殺的嗎。」

　　光憑「憂鬱症最終導致自殺」這一句話，我們學不到任何東西。如果自殺的原因是憂鬱症，那麼憂鬱症的原因究竟又是什麼呢？就算人們為了治療求醫，精神科也不會好好探究憂鬱症的原因。因為治療的主要目標被設定為藉由藥物緩解症狀，盡可能早一天回歸日常生活。如果把憂鬱症視為自殺的原因，原本在各種脈絡下的痛苦就會被單純還原為個人的治療問題，而這會阻止人們找到自殺在社會經濟上的解釋和意義。

自殺的各式型態

　　生命的樣貌形形色色，而死亡的樣貌也各有不同。人們被逼入窮途末路的方式可說是千變萬化。為貧困和暴力所苦，在考試院吞藥自殺的女孩；犯下性侵案後，為了擺脫羞恥心而逃奔自殺的掌權者們；因為女性不願意和自己上床，一怒之下槍殺了許多人，並跟著舉槍自盡的「非自願獨身者*（involuntary celibate，簡稱 incel，指雖然想和女性締結性關係卻無法如願的男性。）」；在接受變性手術後，仍想獲得認可從軍，哭著向大眾告白的跨性別軍人**；還有身為數位性犯罪受害者，在各種網路惡意留言和報導下悲憤自殺的女性藝人——想想他們的死。絕不能把這每一個人的自殺視為同樣的東西。我在第三章介紹過憂鬱症「最美式」的型態被傳入日本和韓國的過程。華特斯在其著作《像美國一樣瘋狂的世界》中指出，葛蘭素史克藥廠（GlaxoSmithKline plc,

---

* 　指 2014 年發生於美國伊斯拉維斯塔的厭女情節槍擊事件（The Isla Vista killings）。

** 　指 2021 年南韓跨性別軍人卞熙洙（Byun hee-soo）輕生事件。

GSK）的疾病「行銷」，從最根本的部分完全改變了日本人對於悲傷與憂鬱的理解。就像憂鬱在日本的意義產生了改變一樣，自殺的意義也改變了。直到 1990 年代後半為止，日本人都還不認為自殺是精神疾病導致的結果。日本人會把自殺行為和抵抗、羞恥心、恢復名譽、為群體奉獻等聯想在一起。而一直密切關注著 1990 年代日本市場的西方抗憂鬱劑製藥公司，提出當時日本的高自殺率作為憂鬱症流行的證據，將憂鬱症和自殺拉上了線。[4]

然而日本的自殺並不一定和憂鬱有關，例如他們也會將自殺作為一種向社會傳達強烈訊息的手段。身為日本知名小說家，也是右派民族主義者的三島由紀夫，便於 1970 年在陽台發表發動軍事政變的演說，高喊「天皇陛下萬歲」後切腹自殺。對於日本武士而言，切腹自殺也是他們守護自身名譽的方式之一。

在韓國也一樣。論介 * 抱著倭將殉節之時、尹奉吉 ** 拋出

---

* 　論介：朝鮮王朝時期的官妓，相傳死於 1593 年，在壬辰倭 時引誘擁抱日本將領投江，被譽為「義妓」。

** 　尹奉吉：韓國獨立運動家，為抗議當時侵佔韓中兩國的日本，1932 年於上海虹口公園發動爆炸暗殺事件，造成多名日本軍官死傷。

炸彈時、全泰壹＊在平和市場入口引火自焚時，我們都不會去推測他們是憂鬱的。反而會去咀嚼他們的死有何意義，並努力讓他們的死留下意義，不要白費。社會學家鄭昇和（音）指出，在韓國社會中，自殺長久以來被視為以死抗議的方式，或者被用來當成對共同體盡一份社會義務、民族義務的手段。表示抗議的自殺，是透過死去這個終極的手段讓共同體把自殺者傳達的強烈訊息當成社會使命，賦予必須實行職責的沉重意義。而遵從死者遺言，並將他留下的社會義務崇高地延續下去，就是被留下來的人的義務了。

　　鄭昇和指出隨著自殺被醫療化，並和憂鬱症做連結之後，自殺這件事便開始只在個人的治療文化理論內被說明。與一個人的死有關的公共、政治內容都被完全留白，他說：

> 傳統上有無數人正在絕望、正在受苦的事實，是一個有關社會正當性的停滯議題，也是使人反思社會連帶關係的倫理問題。但治療型治理（therapeutic governance）

＊　全泰壹：韓國勞工運動家，為抗議韓國惡劣的勞動環境與壓榨，於 1970 年 11 月 13 日手持《勞動基準法》在首爾東大門市場自焚身亡。

讓使得自殺和憂鬱症情況蔓延的社會構造因素變得不可見（非可視化），把個人的絕望與不幸歸咎為心理的問題，進而使自殺變得個人化、私事化（privatization）。讓人一味沉浸於扶持脆弱的自我意識及自我改善的治療型治理，正生產著足以斷絕我們人生和政治的清談效果。[5]

韓國社會之所以把一個人的自殺當成憂鬱症的結果，或許是因為那正是最輕鬆的解法也說不定。因為如果自殺原因是共同體的問題，那就必須共同解決，但若只是因為個人的憂鬱疾病，那麼就是自殺者個人的問題了。

「療癒」在現在的韓國社會裡屬於個人份內的事。而且還是得付錢消費才能換到的商品化和服務式的「療癒」。這種觀點之所以恐怖，是因為這一連串的過程都是我們自發性推動的。為了增加自己的幸福度與自由度，比起參與政治、打造共同體，或者在關係內相互照顧，人們更樂意選擇去健身房上教練課、去一次要超過 10 萬韓圜的臨床心理諮商、服用抗憂鬱劑，或者參加單日的療癒寫作課程。

什麼叫好死不如賴活

　　憂鬱症就像是謎語一樣，不，或許自殺本身正是一個謎語。人們自殺的理由超乎想像地千奇百怪。選擇自殺的人常被認為處於不理性、相當衝動的狀態，或者患有嚴重的憂鬱症，但其實不一定是那樣的。自殺有時候會是邏輯推論後的結論，且有時候也並不伴隨著悲傷的情緒。有人是在憂鬱症恢復之後嘗試自殺，也有人在得到憂鬱症之前，就一直把死亡列為人生的選項之一。

　　和我相遇的那些女子們，對自殺抱持著各式不同的態度。有些受訪者因為對死亡的恐懼出現了恐慌症狀，而有些受訪者卻在最幸福、最舒適的時候，也無法理解什麼叫做「好死不如賴活」。如果真的有所謂的「自殺傾向」，那麼她們似乎都在很小的時候就表現出來了。只不過也早早就學到對自殺這件事得三緘其口才行。安德魯・所羅門在《正午惡魔：憂鬱症的全面圖像》中把自殺的人分成四大類。第一，沒有思考自己在做什麼，就急著自殺的人們。自殺對他們而言是個非常緊急的問題，所以在衝動下很突然地就做了。第二，有一半愛上了死亡的那些人。他們把自殺當成一種似乎能挽回的東西，而且是為了向某個人事物復仇而希望自殺。他們

想要的並不是「存在的結束」，而是「消失的存在」。他們並不了解自殺過程中那些具體且實際的痛苦和結果，只想要得到自己不存在的狀態。第三，以錯誤的理論為基礎，認為自殺是某個無法忍受的問題的唯一逃生口，因此選擇輕生的人們。他們以為自己的死能改善情況，且對周圍的人也會有幫助。但大部分都只會引來相反的結果。第四，根據合理的理論選擇自殺的人們。他們不想在人生中繼續經歷不安定或苦難，並且認為未來生命中能得到的喜悅跟現在的痛苦比起來不夠，或者認為遠遠不及現在的程度。所羅門說雖然這種預測可能有錯，但也不能說是無謂的幻想，而且不管服用多少抗憂鬱藥物，經歷多少治療，都無法改變他們的心意。[6]

第 2 章介紹的禮智是屬於第四種人。禮智決定從漢江大橋上跳下來的時候，主要的契機是和媽媽發生了口角。禮智說她想要給長久以來忽視且不願認可自己痛苦的媽媽「最後的一擊」，於是選擇了自殺（但連這最後的一擊都毫無作用）。而禮智當時的決定同時也是一個有道理的結果。在此附上我和禮智討論自殺的對話內容。

禮智：當時自殺對我來說好像是個確定的答案。確認自

己是一個女性主義者之後，世界就好像完全顛覆了嘛。我原本以為這個社會運轉得很好。因為教科書上寫的民主化運動都是以前就結束了對吧，感覺所有問題都解決完畢了。但成為女性主義者之後，視角幾乎完全改變了……我覺得最後剩下的希望就是出走到第一世界，想說逃出地獄朝鮮去那裡的話應該會好一點吧。然後就在那個時候，川普當選了。然後我對未來、對社會的期待就都沒了。

讀大學的時候有想過大概（以後）不會有比現在更幸福的時刻了。我眼前能走的路只有兩條，繼續讀研究所或者出去上班，但我對兩者都不抱任何期待，兩邊都感覺比我現在的幸福更加痛苦。那這樣看來，現在在此結束生命似乎是個很不錯的選擇。如果未來只剩痛苦的話，就此結束人生是一個很合理的決定。

河美娜：原來如此，我完全不知道那是很合理的結論。

禮智：因為結論很合理，所以大家把我帶去醫院的時候，我也有點訝異。因為自殺的想法對我來說太熟悉了，我習慣了。完全沒有希望有任何人抓住我，所以也沒有聯絡朋友。

河美娜：原來如此，我跟妳很像。我也曾經下定決心要

自殺。因為不希望被阻止，所以就沒有跟任何人講，想一直靜靜等到我訂好的時間。完全沒有漏餡，其實只要想躲的話，不管多久都能躲的嘛。

禮智：沒錯，所以真的很恐怖。

河美娜：跟外表看起來很不一樣，原來禮智也是從小就有想過自殺啊。

禮智：我不知道別人不會，我還以為大家都是這樣活著的。

河美娜：那會是為什麼呢。我好像是小時候真的很累才那樣的。

禮智：我是覺得死了之後一切都結束了也不錯，好像是喜歡有人因此後悔的感覺。我覺得媽媽會後悔，希望我的自殺會成為媽媽的懲罰。現在回想起來，我記憶中好像都是跟媽媽起衝突的時候記憶最鮮明；在學校跟朋友處不好的時候也是，覺得（我死了的話）朋友會後悔，

所以一直都有著自殺的念頭。大概我能噴射出的攻擊，都是只能射向自己的吧。

河美娜：妳小時候有憂鬱症狀嗎？

禮智：我小時候是個很幸福的小孩。

河美娜：沒有憂鬱症又很幸福，卻會想著要自殺啊。這

也滿特別的。禮智妳不會覺得死了很可惜嗎？

禮智：好像是吧。我完全無法理解什麼叫「好死不如賴活」。因為我不覺得生命很可貴，也沒有什麼遺憾。但從前的我和現在的我不同的是，我不是為了人生中最棒的一刻而活，而是因為人生有著小小的樂趣才活著的。雖然不是說那一刻結束了，就失去了小小樂趣的意義，但過去太把人生想成只有那一刻了。這是我在原本以為沒有缺點的理論中發現的缺點。

河美娜：妳對自殺的態度很綜合耶，想要給媽媽最後的一擊，同時也是一個合理的結論。如果要開始計較合不合理的話，不能自殺的理由其實……

禮智：並沒有。沒有不能自殺的理由。想要來說服妳改變心意的人說的都是一堆鬼話。都是他們自己的理論。不管是不是抱著善意說的，只要沒辦法說服我，聽起來都像鬼話。什麼叫我為了他活下去，還以為自己在安慰我呢。

河美娜：真的很沒道理。

禮智：嗯。我實際上都這麼辛苦了，還得為了你活下去，根本不划算啊。眼看著就能自殺了，想說一切都可以結束了非常平靜，但接著所有負擔又重新逼近到我眼前，

不曉得該怎麼辦才好。不過我之所以覺得自己還是要接受治療，是因為我自殺失敗了，然後沒有自信再死一次了。試圖自殺但失敗之後，那個空虛感實在太巨大、太痛苦了，我沒有自信經歷第二次。那麼（現在）想要活得像個人的話，就必須接受治療才行，至少我現在這個樣子是活不下去的，所以我就去治療了。因此治療的過程對我而言，也是一個有系統地說服自己的過程。很多事情在我接受那些理論的瞬間就變得沒事了。

河美娜：我的很多受訪者也跟我分享過她們試圖自殺後失敗，張開眼的瞬間感到非常挫折的事。

禮智：因為我們覺得死亡是唯一能自己控制的事，所以才試圖自殺的嘛。唯一一件能在自己手裡做到的事。覺得這真的是屬於我的。我可以拋棄（自己）。發現居然連死都不能如我所願的時候，好像給人很大的挫折感。也會覺得自己很可悲，明明以為一切都要結束了，卻沒結束。

河美娜：想死也不容易哪。

禮智：所以我有一陣子真的很羨慕自殺成功的人。居然辦到了。想死的話，真的必須痛苦到快死的地步才有辦法。要感受到與其相當的痛苦才能死成，我就在想在那

個瞬間他們到底有多辛苦呢。不管之後有多少結束的平和和幸福在等他們，但死去的瞬間會是多麼痛苦啊。做為一個人，會本能地掙扎著想脫離那種情況，但他們卻準備好了能贏過那個本能的裝置。到底有多辛苦啊。那美娜妳那時候有嘗試自殺嗎？

河美娜：沒有。我已經想不起來是怎麼走出來的。有一陣子我一直在想（要自殺），連（自殺的）時機都大致決定好了。就是一直在等待那個時機的時候開始想別的了吧。也可能是我憂鬱症變好了才這樣。

禮智：人們的自殺意志好像就是會像這樣很空虛地消失，同時也會因為沒什麼大不了的理由冒出來。

　　最近禮智很認真地在照顧自己。憂鬱症復發的時候就會一溜煙跑去某個地方。有時候在濟州島，有時候在比利時。偶爾我連繫她，會聽說她正忙著在茶園採收茶葉。禮智可以敏銳地察覺到自己狀態發生變化的時候。因為她得過憂鬱症，所以比起沒得過的時候，更有辦法確認自己的狀態。為了不再讓自己陷入泥沼，禮智正用盡全力為自己努力著。

作為社會性他殺的自殺

　　很難把所有自殺都看成同一件事。雖然我前面針對自發性選擇的自殺講了很長一串，但某些自殺則完全不能被看成是自發選擇的。因為這些人實在是被逼進了求死的胡同，讓人無法如此看待。與其說他們想死，倒不如說是雖然想活下去卻找不到活的辦法，最後只得選擇死亡。敏知說「不是被害者自殺，事實上是別人借她的手完成的他殺」。

　　在我剛開始著手這本書的時候，我和女孩們見面時沒辦法開口談起自殺的事。我很害怕。總覺得不能提，很擔心我們之間關於自殺的對話，會對受訪者們造成不好的影響。但自從發生受訪者中原本以為不可能自殺的人，因為自殺離世之後，我就開始會問了。「妳有自殺過嗎？」、「原因是什麼呢？」、「當時是怎樣的情況呢？」、「有誰在妳旁邊嗎？」比想像中有更多女性曾經試圖自殺，而且還嘗試好幾次，而她們也爽快地侃侃而談。

　　瑞真是在國中的時候第一次試圖自殺。第二次則是在她二十歲，大學學測的前夕。

　　「失敗的話就會變成掉隊的人啊。可我沒有半點能證明

自己的東西。考完試之後就真的完全失敗了嘛。所以我就不想要被證明。乾脆不去考試，那天就吃了藥想再自殺一次。也割了腕，我躺在考試院的走廊上，接著又起來吐，就這樣反覆了一整夜，12 個小時左右，但完全沒有人來救我。」

瑞真從小看著自己的哥哥因為成績的關係被打。每當哥哥拿到考試成績的日子，就會被父母拳打腳踢。程度暴力至極，連來阻擋的奶奶都被推倒在地昏了過去。瑞真升上國中之後，父母的目標就從哥哥轉移到了瑞真的身上。考試成績不好的日子就會感受到家裡冰冷的氣氛，瑞真直覺地想，再這樣下去會死也說不定。

「我沒有想過（自己做的事）是自殺。我只是想要生病而已，需要一個可以立刻避難的方法。」

瑞真說自己是一個總是計較有沒有資格的人。她覺得生病且沒有能力是件悲慘的事，而沒有能力的話就該去死。她第三次嘗試自殺的時候，是她病到沒辦法上班的日子。她胃痙攣到吸不上氣，難以開口說話。陰暗的房間感覺就快要把自己吞噬殆盡。我認識瑞真的時候，她才只有二十三歲。

試圖自殺數次，而隨著時間過去，每一次都越發大膽。告訴我她們曾經嘗試自殺的受訪者之中，幾乎沒有人是只試過一次的。在反覆嘗試自殘或自殺的過程中，人對於痛苦抽象的恐懼就會變少，便學會了能更快速、確實地破壞自己的方法。重覆自殘或自殺越多次，他們就越處在致命的危險之下。

而成為身邊的人的負擔這件事，也會使他們變得孤立。「不該造成別人的麻煩」、「得獨力生活才行」──種種念頭使他們獨自病重。而通常人是在一個人的時候才會試圖自殺。鄭汝珍精神健康醫學專科醫師說，一人家庭的女性變多，可能跟女性自殺率提高有關。

過去曾經嘗試自殘或自殺、覺得自己沒有用，會成為別人的負擔；還有獨自孤立等狀況，這些都是試圖自殺的人的共通點。

訪問過程中最讓我心痛的，就是感受到受訪者們當時是處於徹底孤立的狀態，既寂寞又絕望的時候。女生們常常一邊說著以自殺結束生命的同齡藝人的事，一邊流下淚來。志恩說：

「我看雪莉的 Instagram 有很多感同身受的地方。她不是

想要炫耀什麼，只是想表達我是我而已。表達我就是我，卻一直被罵。有人說『不想被罵就不要這樣啊』，但不是這樣的，就是沒辦法啊。聽說她死了之後，大家說了各式各樣的話，但其他的先不管，（我）實在太明白她死之前的感覺了，脖子吊上去的時候，那時真的非常非常悲傷。我對那瞬間非常感同身受，那麼年輕的孩子在那種情況下爬到高處，一定不曉得哭得有多傷心。所以我也一直哭，真的太可憐了。」

　　雪莉的訃聞出來時，大家都在互相慰問，我的手機不停湧入同齡朋友的聯絡。現在還好嗎？先不要用社群軟體，也不要看網路新聞了。手機關機再睡。我們之中沒有任何人疑問她為什麼會死。雖然這樣想或許太失禮……但好像就是太明白為什麼了。她的死對我而言就像某種訊息：「在韓國想活得像自己，終究只有死路一條。」

　　一直以來都有許多女人死去，現在也正在死去。因為墮胎被人指指點點尋死；因為性行為影片在網路上流傳而尋死；被跟蹤狂逼問為何不跟他交往，遭脅迫致死；被曾經愛過的人暴力相向，遭到情緒操縱之後尋死；被說既然是妓女，被強姦也是活該，於是只得在這些人的話語下死去。想到他們就覺得怒氣直衝心頭，簡直想放把火把世界燒個精光。還想

去找那些加害人，把他們一個個依序殺了，然後我也去死。但我只能努力保持心情平和，找尋其他的辦法。我的辦法就是盡量多聽一些故事，再記錄下來。對我來說，只要還有這些故事，我覺得我就有責任不能感到絕望。

所以我們能做什麼

可以的話為了阻止他人的自殺，我想以我在訪問的同時思考到的內容為基礎，做出以下提案。阻止自殺的方法，和前面提到嘗試自殺的人們的共同點有關。首先第一點，不能讓試圖自殺的人獨處。很多女生都有證實，她們在試圖自殺後就算被送到急診室，之後也不會有其他的措施——「就讓我回家了」、「沒有人為我做任何事情」。自殺失敗的人嘗試下一次自殺的機率極高，試圖自殺的 10 人當中，有 3 人在過去也曾經有過嘗試自殺的經驗。[7] 如果放他們獨白一人，再次嘗試自殺的可能性便非常高。不能只在急診室裡看護，在院外也得好好照顧他們。

第二，我們必須開始談論有關自殺的事。目前一天有高達 36 個人自殺，但奇怪的是相關討論卻異常地少。要是有誰自殺身亡，人們只會忙著遮遮掩掩，不敢吐露實情。媒體擔

心引起模仿自殺（維特效應）的報導原則，不正阻擋了有關自殺的哲學性、社會性緣由嗎？因自殺而起的失落，還來不及讓人們哀悼之前就被迅速遺忘了。比起無禮地去追究自殺的原因，我們應該更全面地看待死者的生命，抱持沉重的責任感，站在共同體的角度共同分享我們錯過的究竟是什麼。關於自殺，實在有太多能討論的議題了。比方這件事：我們究竟能阻止一個人的自殺到什麼地步呢？曾經住在美國的賢智在諮商途中透露她曾試圖自殺，接著就立刻被送進醫院，關了整整四天。醫生對著尖叫發怒的賢智說：「就算妳是我妹妹，現在也不能從這裡出去。妳現在的狀況很危險，我絕對不會放妳一個人待著。」賢智之後回想說道：

　　「自殺的意思就是（向我）施暴的人是我自己對吧。如果發生暴力事件，就得把加害人和被害人分開才行，而自殺就是加害人和被害人是同一個人。所以要把加害人關起來，而身為被害人的我則要接受四天的教育。雖然不知道這是不是完全正確的，但我能理解，就是因為這樣才能打造出這樣的系統哪。」

　　第三，必須完全改變理解痛苦的文化。這跟改變活著的

方式是一樣的。最妨礙照護的就是忙碌的人生，被工作佔滿生活的人連照顧好自己都有困難，因此會忽略掉生命中所有的照顧。韓國社會的發展注重效率和用處，而妨礙這兩項的一切事物向來都是被犧牲的。其中能存活下來的人只有少數，而他們總有一天也會經歷生老病死。

我們必須向生病的人學習。向那些老去、罹癌、患有慢性病、得到憂鬱症、割過腕的所有軟弱的人們學習。不是要在日常生活中刪去軟弱，或把它視為一件令人頭痛的事，而是要在軟弱之中重新開始，重新打造能繼續活下去的方式。不要想著忘記苦痛，而是要從痛苦中重新開始。因為「我們永遠是彼此的行囊，也是彼此的力量。」[8]

然後那些被留下來的人們

最後再加一個哀悼的問題。有人自殺，意味著也會有人被留下來。他們就像突然被雷劈到一般，驟然失去所愛之人。因為自殺本身帶著標籤，所以沒辦法擁有充分哀傷或接受安慰的機會。而痛苦很可能持續很長的時間。不管我們喜不喜歡，彼此都是共有人生一部分的存在。我愛的人離我遠去，意味著我的一部分也跟著死去了。

藝斌的好友在她國中 3 年級的時候自殺，讓她失去了至親好友。一個月之後，向她告知朋友死訊的另外一個朋友又輕生，使藝斌再次失去了一個好友。藝斌長久以來一直思考，難道沒有辦法阻止這種事發生嗎？如果我做出不同行動的話，會不一樣嗎？她升上高中之後也常常為這件事難過哭泣，但她不是自殺者的遺族，沒有人能夠理解藝斌的悲傷，或在她身邊照顧她。在那之後過了 12 年，直到現在藝斌仍在為朋友哀悼著，講到他們的事依然會哭。藝斌悲傷的時間長到連自己都感到訝異，最後繞了一大圈，現在的她在研究所攻讀生死學，學習失去與哀悼。藝斌說雖然時間是藥，但似乎並不是完美的解藥，他們（自殺者）身邊一定有某個人連他們細小的事都記得，並且還在想念著他們。

　　籌備這本書的期間，我個人也產生了很多變化。其中之一就是我原本是擔心自己會自殺，現在過渡到擔心別人會自殺的時期了。我在 2019 年 10 月開始第一個訪談，隨著受訪者一位位增加，我的恐懼也逐漸加深。很害怕會失去她們。每當好一陣子沒有增加新的受訪者，而又在媒體上聽到名人自殺的消息時，就會讓我非常焦慮。那是我第一次有辦法想像，在我過去很想自殺的時候，究竟讓身邊的人抱持著怎樣的心情。我有一段時間都沒辦法開始進行書的製作。

在那之後只要冒出想死的念頭，我就會讀那些想念自殺者的信。那些信都是以非常單純的詞彙組成的。很對不起。真的很愛你。我好想你……我們人生中必須說的全部，好像就是這三句話了。我學到在我的人生中接納某個人，等於也一併接受了我的人生或許會因為他而產生歪斜的可能性。我知道除了喜悅和愛之外，還必須接受傷痕與痛楚。從某方面來說，我好像已經預知了芝賢的死。原本開朗的她和我聯繫越來越少，從某一刻開始對一切都表現得很超然，接著她就突然消失了。幾個禮拜跟她失去連絡的那段時間，我一直在煩惱要不要去公司找她、直接去沒關係嗎、要是去了該怎麼介紹自己呢之類的問題，反覆翻閱我採訪她的時候留下的紀錄。我越讀越透徹，明白了她究竟是個多麼孤立的人。更重要的是她是個想繼續活下去的人。這點讓我最為心痛，久久不能自已。她的死變成我人生中無條件的不幸，衝擊了我的日常生活。讓我非常後悔，不停地提出假設。感覺好像能阻止，卻又好像完全無能為力。不懂事的我只能去找其他曾經試圖自殺的女生，向她們哭訴我的心情。好像只能是她們才行。

我們常常光憑自殺的瞬間去理解用自殺結束生命的人。但那樣只是透過死亡的瞬間去看待一個人的人生，只是剝奪

了他人生中的複雜性而已。用這種視角是無法完整理解一個人的生與死的。

我想起許多因自殺離我們而去的人。想起了那些我認為沒能好好守護他們的人。因為失去他們時太過傷痛，不禁想我是否連他們的過去都太過悲傷地記憶了呢？他們並不只是受害者而已，還是勇敢的戰士。執行自殺是他個人的任務，也是他對自我實存疑問的解答。

而去計較對錯就不屬於我的範圍了。然而要怎麼去記憶他們，則取決於現在被留下來的這些人。如果生命並不完全只屬於我，那麼他們的人生也不完全只屬於他們。就算他們下定決心要結束，只要我還記得他們，試圖用各種方式相互影響，只要我活下去的話，那麼他們便仍舊在我的身邊。

第八章

照護

只要
彼此的行囊變少
互相幫助
並不難

首爾市恩平區龜山洞有個叫做「生活醫院」的地方。這裡的主人不是醫生，而是恩平區居民成員。生活醫院是以女性主義健康觀為基礎，與地區居民合作打造的醫療、福祉及照護機關，由生活醫療福祉社會協同組合（以下稱生協）經營。1990 年代中葉起開始活躍的女權運動家兼生協常務理事柳如元（活動名『哦拉』，皆為音譯），為了打造「所有人平等且健康的村落」，於 2012 年創辦女性主義醫療協同組合之後，進一步將生協壯大為數千位成員共同努力的地方。她說，想建構永續發展的照護環境，便需要三種照護。第一，「自我照護」──作為一個健康的主體，培養照顧自己的能力。第二，「互相照護」──不是獨自一人，而是透過人際網路和他人一起變得健康。第三，「共同照護」──難以仰賴個人或少數熟人的力量支持的部分，則動員整個組織的能力一起完成。

在目前能說明照護的語言仍極為不足的情況下，我認為這種區分是非常有效且具有意義的。在這一章，我想在這三種照護的區分下，透過受訪者的證詞和各位一起分享有關照護的煩惱。

患者是照護的主角

　　首先我想強調一個事實，我遇見的那些女生，她們並不只是被照護的對象，還是照護的主角。憂鬱症患者常被認為是需要被照顧的一群人，但就像我們在第 2 章探討過的，她們也是一群長久以來照顧著周圍人事的人。她們敏銳地感知家庭內暴力的關係糾葛，為自己，同時也為他人採取各式各樣的生存戰略。在戀愛關係中，她們不僅提供情緒上的支持，還有經濟上的支援；出社會之後，她們也不只從事事務上的勞動，還承擔了各種情緒勞動。從芝賢抱怨她做了好久的「虧本生意」，就能看出女性們在日常生活中必須進行，且不得不持續進行的照護勞動本身，實在太被小看了。以各種形式在人生中深深紮根的照護勞動之所以沒被賦予應有的價值，並不是因為我們不需要，或者它不重要，而是因為從事這件事的人主要是女性的關係。

　　女性憂鬱症的原因究竟是社會的問題，還是生物學上的問題呢？我在本書中並沒有仔細探討女性憂鬱症的生物學因素，還在第 2 部中介紹了一些所謂女性憂鬱症的社會性成因。但其實我也無法爽快認同「女性並非因生物學因素感到憂鬱，而是因為社會因素感到憂鬱」的意見。

首先是因為，我們並不需要硬是在這兩項因素中二選一，才有辦法探討女性憂鬱症。更何況從一開始就不可能區分，因為這兩項因素是綜合出現的。就算這個人一出生就擁有容易罹患憂鬱症的生物學條件，他每天會度過怎樣的日常生活，仍舊取決於他周圍的社會性因素。就算生物學因素顯示為明確的疾病，症狀也會反映人跟人之間的關係和特定文化，而出現各種不同的變化。

第二，過於強調社會性因素，可能會使我們疏於檢視讓女性變得脆弱的生物學條件。我們無法隨心所欲地控制身體。沒有辦法超越身體活下去。就算女性們指出的憂鬱症原因消失，症狀仍可能繼續存在。就算把所有讓我痛苦的因素排除，我也可能仍然感到憂鬱。這種時候，精神疾病相關的生物學研究便至關重要了。

我們在第 1 章討論過精神醫學歷史中潛藏已久的仇女情節。但即使這種強調女性在生物學角度上較為脆弱的研究，是基於女性厭惡的脈絡下誕生的，我依然認為如果這對女性照顧自己身體有幫助的話，是值得被充分運用的。這是戰略式的選擇。若原本擁有的資源遭受汙染，與其全數拋下重新開始，倒不如將現有的東西篩選後重新解釋，讓我們擁有的資源變得更加豐富，還來得更重要。

正常與不正常、健康與生病、生物學與社會性因素的區分、醫療化和新自由主義等言論，都是學界在討論女性憂鬱症時常使用的概念框架。但我對於這樣的觀點有些遺憾，因為這些總讓女性們顯得不像主體，而是被動的被害者。

　　女性們已經「那樣」活過了。她們是妥協和協商的專家。女性要作為一個憂鬱症患者活下去，意味著她們除了要面對以男性基準規範何謂正常的醫學知識體系和各種言論之外，還必須經歷難以計算的無數步驟。要去醫院拿藥、透過諮商整理好自己的病歷記敘、接受戀人的照護、為了在家中被認可自己的痛苦而拚命戰鬥、透過社群軟體尋找同伴、參與女權運動等等。

　　我所遇見的女性們，都是主動選擇並調節這各種行動，進行自我照護的「主角」。她們是在作為一個女性難以生存的環境下，利用手邊的各式資源努力想改善自己人生的一群人。她們不是一群對醫學知識退避三舍，醫生怎麼治就怎麼接受的人，而是做為一個生病的主體以及自己身體的專家，和醫生共同參與治療過程的人。如果世界把自己視為病人，就找出身為病人有辦法做的事；世界把自己當成瘋女人，就努力找出瘋女人能做的事。從這個角度來講，我不會只單純把她們看成是憂鬱症患者，她們是一群既瘋狂又古怪，卻同

時傲慢又聰明的女子們。我們需要的不是「關於她們」的話語和文字，而是「她們想要表達」的話語和文字。最重要的是，決策權應該要直接交給二、三十歲的女性才對。

理好病歷記敘後，病仍未清

2020 年 12 月，惠林傳給我一封開頭寫著「我把病歷記敘整理好了」的 email。惠林說她透過長久以來的諮商，覺得已經把自己身上重要的事件分析、整理過了一遍，但不敢相信躁症和鬱症還是沒有離她而去。惠林過去過著半工半讀的生活。做了很久的諮商，也按時吃藥。病情加重的時候，就會用 email 把診斷書寄給教授，請他在作業繳交等問題上多多體諒。心理檢測費用補助等專為精神病患者設立的社會福利，她都有一一申請使用。

「看守所裡有模範受刑人，那精神科應該也要有模範病人。我就是那個模範病人。但就算這樣我也不過是個病人而已。」

述說病因並整理出來的過程，就是治療憂鬱症的過程。

惠林透過這些變得更明白、更熟知人生究竟是什麼，人類又是什麼。然而就算講完了故事的高潮，開始進入結論，或甚至是故事整個講完之後，病和人生仍然是分開的。

在此節錄一部分惠林寄給我的文章。

對於因為僱傭關係而認識的人，我會盡量想隱瞞精神疾病的事。把藥從寫著利福全（Rivotril，抗焦慮劑）的袋子裡換到透明塑膠袋裝著走。雖然學生時期或打工的時候勉強這樣撐了下來，但我很擔心未來的職場生活。

過去 8 年我的 IQ 下降了 10 左右，現在跟海豚差不多程度了。感覺短期記憶力真的損傷很大，尤其是數字和名字之類的片段資訊真的記不太起來。不過語言能力好像就沒損傷那麼大，目前為止還可以讀文章，概略抓出重點內容，也還留有寫文章的能力。如果連這些都被損傷了我……應該會真的很絕望。不過我會適應的吧。以前曾被評價「聰慧」的我，好像已經適應自己變成一個什麼都記不得，落東落西的人了。雖然很難接受，但生存才更重要啊。

我認為每個精神病患者最好都要多繫幾條安全帶比較好。比方說一週諮商一次、好好按時吃藥、寫一下可以簡單記錄當天心情的情緒圖表、正確向醫生報告症狀、準備好緊

急用藥等等，這些全都是一條條安全帶。對我來說，因為可以仰賴繫好的安全帶，就算症狀席捲而來，就還不至於被從原本人生的軌道彈飛出去。一條安全帶不夠緊的話，還會有其他安全帶把我綁得牢牢的。

　　狀態則是在我控制之外的事。就算在同樣的時間入睡，有時候可以爽快地馬上起床，有的日子卻一張開眼就想著「為什麼一天又開始了？」。我會掌握好自己的極限，只在那個界線之內行動。當能量變少，對人生的熱情也變得稀薄的時候，我就會把自己必須消化的日常活動調整到最小的限度。我以前覺得承認極限的瞬間，就會永遠失去發展的機會，會讓我就此向下沉淪。以前就是拚命想達到我想成就的所有事。但我透過經驗重複確認了好多次，與其某一天把我的能力發揮到 120％，隔天卻掉到 30％，倒不如連續兩天都以 75％活著還比較好。最近的目標是要用最大平均值生活，也就是把目標放在減少最高值和最低值之間的差距。

　　早在想不起來的幼年時期便發作的憂鬱症，就算開始治療也很難輕易被治癒。憂鬱症和慢性病非常相似。很多女生都是在過了憂鬱症最深的低谷之後，便不再想要徹底消除憂鬱症，而是接納它成為生命的一部分，開始學習如何與它一

同活下去。這就是在承認並接納自己的脆弱。另外，也是接受以前辦得到的事情，現在可能辦不到的一個過程。生命的形式改變了。得比以前活得更慢一點才行。要把照顧自己這件事放在人生的重心。不停嘗試錯誤後逐漸熟悉如何自我照護（雖然不是人人都這樣）。除了患者本人之外，把照護放在重心，重新整編人生的還有那些守在患者身邊的人。

多彬和宇容的故事

　　照護很難。因為各自的人生都太匆忙，不夠從容所以很難。一輩子都在學著怎麼獨立，現在人生的一部分卻要仰賴他人，覺得丟臉所以很難。好意本應該是人和人互相付出的，但自己卻成了一味獲得或一味付出的人，所以很難。

　　照護有時也會變成一種侵犯，所以很難。到什麼程度算是照護，從哪裡開始算是暴力呢？可以強制阻止想自殺的人到什麼地步呢？如果被當事人怨恨怎麼辦？要是因此斷絕關係呢？照護有時會帶來和原本預想截然不同的結果。它的本質是雙向的、有條理的、關係性的。照護雖然常被連結到愛、養育、親切、溫柔等屬性，但現實中的照護也與焦慮、傷疤、委屈、憤怒、憎惡等屬性非常密切。若想達成完美的照護，

必然只能面臨失敗。

　　為了不讓照護中每每發生的試錯過程被認定成失敗，我認為需要把人們長久以來提供照護的故事廣為流傳。那些負責照護的人就算心裡堆滿了話，也很容易閉口不談，因為他們覺得自己不是最痛苦的人。有那麼多的照護提供者，一直以來都是獨自消化這些話語的，這就是為什麼我覺得一定要把這些故事放進這本書的原因。我前往濟州島訪問多彬和宇容，聽了他們的故事。關於照護，他們兩個是用最具體的語言和我分享的人。多彬和宇容是夫妻，多彬患有憂鬱症，這是宇容在她身邊照顧的第 3 年。憂鬱症極度惡化時，語言能力會被嚴重損害，而多彬在我見過的受訪者中屬於最嚴重的情況。因為一對一採訪有困難，所以宇容也一起受訪。多彬每一刻都得拚命地克制自殘和自殺的衝動，要是沒有人 24 小時在她身邊守著的話，隨時都可能會出事。

　　多彬：最近狀況不好的時候，會抱怨心情不好又很累，一天大概說……200 次吧。
　　宇容：那種時候我們就會互相討論很累的情緒是什麼，要怎麼整理比較好。如果把這當成是一個 set 的話，1 小時之內大概會做 3、4 個 set 吧。就像在運動一樣。心的

運動就用這種方式做，然後該吃常備藥的時候就吃。我們第一個目標是恢復正常的日常生活。今天是在 2020 年 11 月出院之後，第一次沒有哭或者抱怨很累，第一次平凡度過的一天，幾乎快隔 60 天了吧。

河美娜：那我運氣很好耶。我想知道你們一個 set 的對話是怎麼進行的。

宇容：首先會讓她累的症狀有三種。分別是從心、身體、大腦出現的症狀。心是毫無來由地感到焦慮，身體是會緊張，感到坐立不安或者出現搔癢感。大腦則是會一直冒出各種想法。然後我就會問她（現在的症狀）是這三種的哪一個。如果是身體或心的症狀，就讓她吃常備藥。而且心理的問題只要哭出來就會好一點。我會聽她說話、抱抱她，帶她出去吃飯之類的……那種症狀會持續 15 ～ 20 分鐘左右，過一陣子沒事之後又會再度復發。但如果是來自大腦的就沒有辦法了。只能不停地傳達正面能量給她，因為想法會一直冒出來，沒辦法輕易停下來。比較麻煩的時候要花 2 ～ 3 天，大部分都是以自殘結束。身體和心的話吃常備藥大都可以解決。

河美娜：很特別的區分呢，是你們透過對話自己整理出來的吧。

宇容：沒錯。我太太以前曾說「每次都一直抱怨我很累，對不起」。所以我就叫她從現在開始如果覺得累，就試著把它換算成分數告訴我到底有多累。那樣我就可以知道我能插手到什麼程度，她自己說起來也比較容易。不然的話就是一直重複同樣的話嘛。光是在「焦慮」裡面，其實就有各種情緒和症狀了。有憂鬱，也有自責或罪惡感。也有時候是真的身體在發抖，所以感到很累。

河美娜：我吃了鋰鹽以後也有身體發抖的症狀，尤其是心情焦慮或者身體很疲勞的時候，簡直抖得像地震儀一樣。

多彬：鋰鹽的副作用我幾乎全都經歷過。我也是情緒一上來就會手抖得很嚴重。手腳抖動、皮膚起疹子、尿失禁，還有什麼呢？

宇容：皮膚長紅疹、月經不順，幾乎兩個月都沒有來。對了，還有甲狀腺機能低下。因為吃了那個藥，她 3 個月之內體重胖了 20 ～ 30 公斤吧。

河美娜：我太感同身受了。我們是鋰鹽的同志啊。（一起笑出來）但我真的是……第一次遇到。第一次遇到患者有一個緊緊待在身邊照顧的人。其他人都沒有。雖然戀愛對象偶爾會扮演照護角色，但大部分都沒辦法長久。

可是憂鬱症就是需要馬上有個在身邊的人啊，感覺你們兩個對彼此有很深的信賴。

多彬：如果沒有歐巴的話，我不會活到現在。我自殺、自殘的衝動屬於很嚴重的那種，幾乎每天都會試圖自殺。也有很多次是歐巴在旁邊發現然後緊急搶救起來的。比方上吊了，馬上被歐巴發現然後把我抱下來。

宇容：所以我晚上都沒有睡得很沉，都是很短暫的睡眠。幸好我有淺眠的才能，如果有誰輕輕動了一下，就會像動物般馬上醒過來。（笑）（多彬）從家人那邊受到太多傷害了。不管處在什麼情況下都可以無條件信賴的家人，她一個也沒有。雖然拯救一個人的方法一定有好幾種，但我想「要是至少有一個這樣的人，那麼她應該就不會死了吧？」就是不管在什麼情況下都會站在多彬這邊的人。但這很不容易，多彬自殘或自殺衝動惡化的時候，包括醫療團隊的所有人都勸她住院。但新冠肺炎之後要住院也不容易了。多彬對住院也有陰影，所以自己也說不想要住院。很令人煩惱的就是，每次這種時候我都會被大家一直罵。說一些「就是因為你人太好都聽她的，可能會害多彬錯過（治療）時機啊。」、「你不是應該果斷一點強迫她去住院嗎」之類的。然後我說：「強

迫住院之後出院的那天，多彬就會去死的。那時候就沒辦法阻止了，她那時候還會聽我的話嗎？」

所以我覺得最重要的就是，至少要有一個絕對不會分開，讓她可以信賴，覺得「那個人的話無論如何都該聽吧」的人才行。因為（對多彬而言）沒有那種人，所以現在是我跟她正在累積那種信賴的過程。

宇容說，在他和多彬一起經歷憂鬱的過程中，就算每次都兩人一起走到了死亡的界線，但他自己必須先從那個地方逃出來才行。這樣才能活下去。不可以一起掉下去。他說他一天必須面對數十次無解的選擇。也有很多時候必須做出別人無法理解的不可避免的選擇。治療是沒有答案的。包括醫生、諮商師在內，沒有人能告訴你答案。只能靠時間會解決一切的信念繼續堅持下去。

宇容：（對多彬說）要我來說嗎？妳要休息一下嗎？她小學的時候（多彬的父母）就離婚了。她媽媽、奶奶還有爸爸之間有很嚴重的糾紛。那誰要來帶多彬呢？（對多彬而言）不管選擇哪邊都是最糟糕的決定。從小她媽媽就抱著「要把女兒養好」的野心，對她非常嚴厲，常

常打她。（多彬）成長過程中沒有辦法表達自己喜歡什麼、不喜歡什麼，不被允許表現出自己的情緒。

　　上大學之後，大學的氣氛就不一樣了嘛。所以就戴著面具生活。我們把那個面具的自我稱為「芭黎絲・希爾頓」。雖然透過芭黎絲・希爾頓可以把自己保護得很好（把傷口遮起來），但傷口就像在某個地方逐漸堆滿易燃物一樣，不停累積著。我覺得我們每個人都具有這樣的傷口，但就是看要（自己）揭開傷口，還是撐不下去最終爆發的問題了。多彬就是同時過勞又經歷這個，結果就爆發了。

多彬：不是突然爆發的。雖然家人之間的情緒虐待，還有朋友不和之類的事都一點一滴累積在我的身體裡，不過其實（爆發的）契機是一件非常小的事。我被強迫離職，有點像被整個組織拋棄的那種感覺。那個事件就好像讓原本燒到 99 度的水沸騰到超過 100 度的感覺。一開始單純只看（憂鬱的）症狀，還覺得是類似感冒之類的病。很多人都那樣說不是嗎。但結果不是，我覺得是從很久很久以前就持續到現在的病。

宇容：而且雖然不是有意的，但在努力實現安穩的家庭生活的時候，憂鬱症卻反而變嚴重了……（在準備結婚

的過程中）和過去讓自己過得很辛苦的家人站在對立面，變成得直接面對他們以前造成的傷口。但因為多彬的狀態太糟了，又必須直接面對（問題），就造成了很不好的影響。

河美娜：我有點不太懂，一般來說，大家應該都覺得家庭生活安穩會帶來好的影響吧。

宇容：是啊。我們也是這麼想的。明明沒有力氣吵這些，卻出現了可以吵的機會。她決心要跟我結婚的時候，跟（反對結婚的）媽媽大吵一架，然後多彬就被迫站在（跟家人）爭執的立場了。但多彬從小形成的自我並沒有那麼強悍，她的自我受了很多傷。我是認為不管怎樣都得解決這些問題，但問題是沒有一個個提出來冷靜地處理，而是跟過勞的狀況擠在一起，然後就爆炸了。還遇到新冠疫情……真的是禍不單行啊。

　　所以我想說的是，自己內心的傷口要在什麼時候揭開，如何去揭開，是一件非常重要的事。就算建立了安定的家庭，遇見值得信賴的人，也不代表至今的傷口就能馬上恢復。

河美娜：真的是很重要的話呢。很多人在辛苦的時候遇見可以拯救自己的人，就以為一切都能解決了對吧（多

彬：沒錯。），但其實不是那樣的。

多彬：而且歐巴的家庭實在太融洽了，美滿的家庭。歐巴的姊姊，就是我的大姑，她過去也曾經生過很嚴重的病，卻用聰明機智順利克服了。我就想要是我們家也有這種環境該有多好。結婚之後歐巴的家人也的確把那樣的愛分給了我，感受到什麼是被愛之後，我好像就開始對過去不曾享有的東西產生了怨恨和厭惡。那反而讓我變得更辛苦了。

宇容：所以說在合適的時機爆發出來很重要。（笑）

河美娜：兩位正在度過很重要的時期呢。

宇容：所以不管在臉書、Instagram，還是這樣的訪談裡，都有必要刻意提到我們的故事。以社會而言，說出這些事情（對我們來說）是件很負面的事。所以要獲得能主動揭開傷疤，嘗試治療的勇氣或契機，是非常不容易的。必須形成能夠坦然開口的氣氛才行。為了達到這些，就必須有越來越多人願意告白。我思考了很多這類的事。把我們的故事說出來的話，或許可以拯救處境更加惡劣的某個人。

而且做為一個在旁邊支持的人，也必須讓家人們更了解我們的情況。周圍的人的態度也是很重要的。如果在

這種時候太孤僻就完了，絕對沒辦法長期抗戰下去。因為多彬會累，而我也會累，我向周圍的人表達我很累的時候，他們會給我力量。因為我開始先告訴他們我很辛苦，也跟多彬說我哪裡覺得累，一起去諮商，互相分享重擔，所以之後只要彼此做好自己分內的工作就行了。多彬是好好吃藥，不要放棄。偶爾崩潰的時候就全都依靠我就好。我是負責向我們周圍的人吐露我們疲憊的地方，然後他們會送禮物過來，還會寫信給我們，因為他們很難親自到多彬身邊照顧她嘛。分配好彼此的工作是很重要的。

河美娜：沒錯。照顧的人也需要別人的照顧。

宇容：這樣做之後各自的負擔都減輕了，就會發現其實幫忙並沒有那麼困難。如果一個人的性命會因為自己幫忙的方式被左右，那人們就會猶豫要不要伸出手。而大家會把想要安慰多彬的部分拿來安慰我，因為面對我比較容易。那因為有人明白、認同我的辛苦，我就可以靠那些力量產生照顧多彬的力量。我覺得這個構造是一個很好的正循環。

河美娜：感覺得出來這是兩位深思很久之後得到的答案。

保護人或監視人

　　照護的人和被照護的人之間，必定會形成某種權力關係。照護也可能一不小心就變成了支配。多彬和宇容也同樣敏銳地察覺到了這點。我好好鋪陳這個問題，煩惱了好長一段間。我問他們在照護的過程中，有什麼必須注意的地方。多彬說：「照護的人不可以變成監視的人」。

　　多彬：比方說我自殘的時候，這個人是想阻止我自殘的監視人，還是想保護我的保護人呢？要分辨這兩者真的只是一線之差而已。該如何決定，就取決於這個人現在對我採取什麼立場。比方說他如果生氣，或者逼問我為什麼要這樣做，抱怨他有多辛苦，或者他給人一種想要說教的感覺，那我就會覺得這個人在監視我。另一方面如果他很冷靜地處理，或者依然表現出「就算這樣我還是相信妳」的態度，這個人就會成為保護我的人了。

　　宇容：給剛好讀到這些文字的某個人一個「小秘訣」，就是發現情況不對的時候，先用「對不起」來開頭比較好。「我不得不阻止你。對不起我只能採取這樣的立場。」第二個秘訣則是要把平常的對方，和想要自殘的

對方分開來看。雖然我現在要阻擋的人是自殘的多彬，但在阻擋之前（還有需要被保護的多彬），絕不能忘記要先從保護（那個多彬）開始做起。狀況結束之後，再告訴對方自己的困擾—「為什麼加害者（自殘的多彬）會出現呢？」那麼對方也會回答的。首先狀況發生時，因為我也是人，所以也會產生壓力。但那時候的表情，和開口說出的第一句話都是很重要的。不可以說「啊你怎麼又這樣！」、「真是的！」。應該說「還好嗎？」、「對不起」、「我應該多關心你一點的」之類的話，接著迅速檢查傷口，然後就進到下一個處理步驟才對。而在那時產生的壓力，就要在對方沒看著我的時候處理，在心裡偷罵也好，去找別人訴苦也好，就用這種方式解決。（一起笑了）

　　人不可能抱持完全乾淨的心靈嘛。但要把那些往什麼地方發洩就很重要了。要當一個值得信賴的保護人才行。這不是用心就能成功的，我認為這是非常技術性的領域。就像前面講的，先說出適合當下情況的話就是一種技巧。「是嗎？是我的話可能也會那樣。」、「一定很痛苦。」，更好的一句話是「我希望你別再痛了（我希望你不要生

病）」*。算起來也的確是我的錯。應該要再多照顧對方、多傾聽一點的。人很難認同因為自己的錯而造成的問題對吧？跟病人說你造成我的壓力，就很容易激怒他們。

河美娜：就像佛祖一樣寬大呢。最後我有一個問題，你們是怎樣來申請這個訪談的呢？

宇容：隨著痛苦的狀態持續下去，我越來越確信這不會只是個人的問題。所以我覺得有必要把故事傳出去。社會滾動的系統，就會產生所謂掉隊的人，但他們的聲音卻不被聽見，無法團結在一起，真的……讓人很火大。我想做的事不是呼籲，而是比較類似抗議吧。而且多彬是滿嚴重的重症，我想把她在重度憂鬱症人生中得到的秘訣，還有我在照顧她的過程中得到的秘訣分享出去。

多彬：我的情況還很難說是有好轉，現在吃藥還是一次要吃 25 顆，而且前天才喝了漂白水被送去急診室。（宇容：真的是黑色幽默。）雖然現在仍然處在很辛苦的狀態，但我想向大家證明我還是可以站出來，把我想說的，自己的故事全都說出來。我覺得我因為憂鬱症失去太多

---

* 韓文動詞「아프다」同時有「痛」及「生病」之意，在本句的語境下兩個語意都成立。

東西了，雖然因此非常憂鬱、非常挫折，但不管我是變胖，還是因為藥的副作用連上廁所都有問題，我都可以把自己這種樣子向別人傾訴，而且可以變好的，我想練習去愛這個原原本本的自己。

宇容：之所以在現在這個時間點聯繫您也是有原因的。我們現在的情況非常辛苦。覺得「一定可以順利解決」的時候，跟信念崩塌的時候是不停交替的。如果我們成功的話，記憶就會被美化了。那我們受訪的時候就會說，對我們來說這個過程是「對兩人的愛產生確信的契機」。但比起那樣，我們想呈現的是更有過程、更慘烈，而且真的很廢的那種，活生生的慘痛經驗。

宇容跟多彬是在正義黨青年協同組合認識的。據說他們是在 2017 年總統大選選舉運動的勞動節集會上第一次見面。隨著宇容開始照顧患有憂鬱症的多彬，兩人的政黨活動和生計勞動都不得不暫時畫下休止符。但聽了他們的故事，我認為他們依舊是兩位偉大的運動家。

管控可以不變成支配嗎

　　宇容說照護不是用心做的，而是要用技巧執行的。這句話也意味著光憑溫暖的心意、親切和愛，是沒辦法做好照護的。照護技巧不足的問題，不只出現在親密關係之中。為患者提供照護的醫院也一樣。被期待能提供專業照護的醫療團隊，他們的感受性很多時候是比一般大眾來得更缺乏的。患者的年紀越輕，或者是女性患者，而且身邊並沒有保護人陪伴的情況下，就越容易受到醫療團隊施加的暴力。多彬說她住院後曾經被強制關在單人房，之後對住院這件事產生了陰影。

　　「（護理師們）會跑去打胖胖的人的肚子。像這樣用拳頭打。我住院以後一整個禮拜都在睡覺。結果護理長就大力拍我的背，跟我說『妳就應該多點壓力才對，妳減肥吧，減肥一下。身體要動一動。』」醫院的人力實在太不夠了。病人有好幾百個，護理師才三位左右。一週只有星期天會發一次零食而已。我去的地方，思覺失調或重度精神病患者比憂鬱症患者還多，所以很多時候都沒辦法控制。看到大家擠在一起搶著領零食，保護士就用打人、大吼大叫、罵人的方式

來應對。粗暴地抓人衣領之類的來讓人們排好隊⋯⋯那真的很可怕。

除了首爾的某間大型醫院之外，我去過的大部分醫院，保護士們的舉止都非常不恰當，只有程度上的差別而已。保護士大多是三十～五十歲的男性。我聽過他們講青少年病人，說什麼「她就搖著尾巴晃來晃去勾引人啊」⋯⋯就算沒有直接性騷擾，從他們講的話裡也間接表現出來了（對女性的態度），真的覺得很害怕。那些人的話和舉止都會影響到病人。

精神科診區裡不只有醫師和護理師，還有保護士 *。他們跟護理師一起照顧患者、維持院內秩序、參與各種治療活動，也要在向患者投藥時維持秩序，負責各式各樣的業務。保護士跟醫師、護理師不同，成為保護士並不需要特定的資格，每個人都可以當保護士。意思就是他們不需要任何事前教育或資格認定，就和病人生活在一起了。規模越小的醫院，越可能在沒有事前教育的情況下雇用保護士。[1] 就算自己沒有直接經歷過這樣的暴行，但親眼看見其他患者遭受暴力對待，

---

* 保護士：台灣多為醫院保全負責相關業務，沒有固定名稱或雇傭規定，有時輔助護理工作的護佐（護安）也需協助部份保安業務。

就會帶來極大的精神壓力。更何況這些人是在保護我的這個地方工作的人，在原本應該被保護的地方受傷，就更可能讓人感到走投無路。

而患者越窮、醫院距離首爾越遠，就越容易遇到這樣的經驗。家境越貧困的患者，便只能去環境越糟糕的醫院。多彬和宇容也比較了他們在地方醫院和首爾大型醫院的住院經驗，不禁感嘆首爾大型醫院的系統之完備。問題是並不是所有人都能住到好的醫院，就算有錢，也常因為病床不足而無法住院。

在此跟住在美國的賢智的住院經驗比較一下。賢智在學校諮商的時候，因為說出自己曾經試圖自殺，就被戴上了手銬，送上門從內側完全打不開的警車之後強制送醫。所有個人物品都在那裡被收走，也必須換上醫院的衣服。如果說自己肚子餓，他們會提供食物，但據說提供的都是「絕對不可能用來傷害自己的食物和餐具」。

「第一天我身體一直發抖，連藥都吃不了。因為要讀的（說明藥物的）紙有一大堆，還要接受諮商才行。他們會讓你對藥有非常詳細的了解，然後讓你自己選擇要吃什麼藥。隨著身體的痙攣越來越頻繁，我感受到的是不管怎麼說，這

些人都是在壓制我對吧。那的確就是一種暴力沒錯，但卻是在壓制想要傷害自己的我。在極為痛苦的混亂中，這些人首先透過暴力壓制我，讓原本揮舞著暴力的我束手無策。事已至此，就讓我和一個純粹只是被害者的我面對面了。就覺得真的非常可憐，這個人（我）。」

賢智住院的醫院，每 15 分鐘就會檢查一次所有病人的狀況。睡覺的時候、上廁所的時候，門都是開著的，簡直就像對待囚犯般看顧著病人。賢智給我看的時間表真的完全專為精神病患者所設計。早上起床、梳洗、吃早餐、吃藥，再來就是「community meeting」的時間，每個人必須輪流站起來發表自己今天的目標。之後就開始上課，冥想、情緒調節、核心信念（Core Belief）、處理毒品戒斷等相關課程，還有美術治療等，患者們會上各式各樣跟治療有關的課程。

賢智住過的醫院不能代表美國的整個體制，她住的州有很多大學，所以有許多高學歷人士，跟其他地區比起來相較更進步，福利制度也更完善。而那個醫院規模極大，以精神科院區來說，賢智住的地方也是比較多高機能患者聚集的，到其他地方可能狀況又不太一樣。

問題是錢。賢智在住院的 72 小時之內，都在擔心出院之

後會被收多少醫療費用。幸運的是，賢智的學校有幫她辦理保險，所以只要付醫院到精神病住院區之間的救護車移送費用而已。不到 30 分鐘的距離，就被收了 2000 美金（約 230 萬韓圜），賢智用 36 個月的分期付款正在償還中。

醫療制度內的照護也可能發生各種控制和暴力現象，賢智、多彬和宇容的治療經驗呈現了其不同面貌。作為一個值得信賴的夥伴，宇容反覆訴說著照護多彬的困難。他們在尊重病人的選擇權與自律性的同時，也為了達成有效治療而持續地進行對話、調整意見，探索治療的方向。雖然這並不容易，但並非不可能。他們透過持續妥協和協商，努力想成為不是監視人的「保護者」。

在韓國的醫療體制下，尤其對於精神疾病患者而言，照護很容易演變成支配。醫院內的照護把重點放在藉由管控預防問題狀況，並予以去除。其中接受照護的人就像被當成小孩子一樣，被視為「可以隨意對待」的對象。沒有住院，而是定期接受門診治療的患者也一樣。他們只能乖乖聽從專家團隊設計的治療方式，被當成是被動的收容者，而非積極參與治療過程的行為人。有許多女性都曾控訴類似關係中的不平衡所帶來的不適。草莓說她在醫院總是被罵；志恩說每當她提起自己有憂鬱症，就感覺自己說的話失去了所有力量。

照護病人並不是要控制或管理他們，而是應該締造新的關係。用便宜的薪水讓沒有受過專業訓練的人去做待在患者身邊，需肩負保護及照顧責任的工作，意味著連醫院都不認同照護勞動的價值，一直以來小覷了這份工作。憂鬱症問題不能單純歸咎於就醫治療的原因，在於不管是在醫院裡面，或在醫院之外，都仍然有無數的照護工作被省略，還留有許多必須被重新檢討的部分。

照護他人之重

跟韓京對話有一種喘口氣的感覺。因為可以不對躁鬱症感到受傷，同時又可以不至於太過嚴肅地進行對話。和他可以開一些只有我們懂的關於躁鬱症的玩笑。身為男生的韓京，雖然不是精神疾病患者，但他的家人有憂鬱症病史，他周圍也有許多罹患精神疾病的朋友。更重要的是，他也是個在戀人找尋病名的過程中，一直在旁邊守護的人。

韓京的朋友大部分都是女生。她們之中很多人有憂鬱或焦慮症狀，而回顧她們的人生軌跡，發現她們都有著不得已的巨大傷口。韓京說他在和女生相處的過程中，會有進退兩難的感覺。

「如果用女性、男性這種結構去看的話，我是以男性的身體誕生在世上的，怎麼敢說我能夠理解以女性身體出生的朋友呢。我總是抱持著這種自我懷疑。這也適用於男女的結構，既然那些朋友們有著我不曾經歷過的傷，我怎麼敢說我能同理，或者理解她們呢。要是（輕易就）理解了那些傷口，也可能（對某種意義上當事者各自擁有的痛苦）是一種不尊重，對吧。雖然我的傷可能在普遍的地方被救贖，但我認為我的傷在獨一無二的地方也能被救贖，因為它的獨特已經被認可了。當時的氣氛是認為社會的認同是一切問題的解答，我好像也被捲進去了。那時我正在照護（他人），正在努力不要變成『韓男』。（正沉浸在這兩件事中）所有事好像都是連在一起的。所以我好像就必須負責處理那些疲憊的事，覺得自己必須勉強自己。」

　一人照護，對任何人而言都是過重的勞動。一個人必須背負的重量太重的話，我們誰都不會想去照護別人。戀人之間的照護之所以會是問題，也有一部分是因為這個關係是一對一的。

　當兩人一起躺在床上追劇，韓京想起身去上洗手間的時候，他的戀人常會大驚失色地問：「你要去哪？」，韓京說

每次這個時候他都很害怕。雖然想看見戀人沒有自己也沒關係的樣子，但很難把這種感覺表達出來。當戀愛的最後關頭來臨之時，人們常常會想一個人待著。有時候會害怕回家，刻意選擇繞遠路走。面對憂鬱的戀人，自己必須表現得充滿活力；對於必須拋開自己內心壓抑的疲憊，好好照顧戀人這件事感受到重擔。

當時我的戀人還在尋覓病名，卻找不到答案，而我們當時處境困難到連自己身在什麼地方都無法明確判斷。作為戀人，同時也是照護提供者，我的兩難來自於是否要接受戀人的病未來或許不會恢復的可能性，也就是決定把病當成戀人的本質之一接受，還是該把他的病當成必須治癒的部分，嘗試不斷努力消除它呢？

作為一個戀人、作為一個不想成為韓男的韓男，把病症視為戀人本質的一部分這件事，對當時的我而言感覺好像放棄了一個不該放棄的東西一樣。好像會變成背叛愛人、變成認為我是怪物的那種人類，讓我非常害怕。但另一方面，我也認為持續摸索能夠治療戀人的方向，某種程度上來說是一種暴力。「我們很快就會找出正確的病名了」、「我們一定會找到（病名）的，所以要加油才行」所有我說出的這些替

戀人打氣、給他希望的話，都是在支持的同時帶給他沉重的負擔。

在進退兩難的情況下，這些無法明確表達立場，持續動搖的時間讓我變得脆弱，所以我的狀態也自然陷入憂鬱和焦慮之中。那時我跟戀人提的協議之一是「我想要一個人的時間」。我們那時候住在套房，我拜託他如果我坐在套房的某個特定角落，就不要理我。但那時狀態也很差的戀人有種自己被拒絕的感覺，所以我的協議就化為烏有了。

他們戀愛兩個月之後，韓京的戀人就慢慢開始病了。在這之後他們共度了二年半左右的時光，最終兩人的戀愛結束了。相遇時韓京二十四歲，他的戀人是二十三歲。是在兩個人都非常年輕的時候。

戀人之間的照護無法成為正解的另一個原因，是因為就算每個人都想談戀愛，卻不是每個人都有辦法談戀愛。假如照護只在浪漫關係之間有可能的話，照護就會變成僅限於在很多方面充滿魅力、或者對製造浪漫關係有很大興趣的人才能享有的東西。我們需要新的想像力，才能製造出戀人或夫婦等一對一關係以外的，從前沒有的新型態照護關係。

照護共同體—Femidangdang

作為一個女權運動家，從 2016 年 5 月到 2019 年 12 月為止，我都在青年女性活動組織「Femidangdang」參與活動。Femidangdang 的大多數成員都是在大學時相遇的朋友，Femidangdang 雖然是一個女權運動家組織，但回過頭來看，它也是一個具有相互照護功能的照護共同體。是一個互相照護的共同體，也是實際上改變世界，直接使過去讓我痛苦的社會文化條件產生變化的「共同照護」共同體。

在 Femidangdang 這個照護共同體中，有幾個發揮核心功能的要素。我們有一個叫做「Femi house」，簡稱「fFe家」的地方。大體上來說，Femidangdang 成員中有好幾個人都住在一起的地方，就會變成我們的「Fe 家」。Fe 家是 Femidangdang 活動的會議地點，也是我們可以嘰嘰喳喳，聚在一起吃飯玩耍的享樂空間，

受到家人或戀人威脅的時候，也是我們可以躲避的藏身之處。在 Femidangdang 問起大家互相照護的地方，朋友們都會講起享有這個空間的經驗。現在也有很多 Femidangdang 成員是住在一起的。

而我們在群組裡面會討論幾乎各種事情。關於各自家

庭暴力的問題、遭受性暴力的歷史、對身體的強迫症、和戀人之間的問題、性的本質等等。在群組裡揭開傷口，就能早早發現原來不是只有自己遭遇過這種事。如果有什麼辛苦的事，可以互相取暖安慰，會有人站在你這邊。而且透過共同對抗某些東西，以及建立了一個「反女性主義」的共同敵人，Femidangdang 便就此團結起來。

Femidangdang 的照護體系之所以可以如此茁壯，也是因為我們不是一對一，而是十幾人輪流互相照應的關係。一個人不可能隨時呼應所有的 SOS 求救訊號，有時候可能因為憂鬱、因為能量不足、因為太忙，或者為了做些沒什麼大不了的事，會沒辦法回應朋友的請求，這時候其他有餘力的人便會出動。

在 Femidangdang 活動之後，從很久以前就伴隨著我，令人難以忍受的那種空虛感消失了。那種彷彿在茫茫大海之中，只抓著個保麗龍箱子浮沉的飄零感，被整個世界孤立的寂寞感覺，不知不覺就消失了。不知道這究竟是因為 Femidangdang 的活動，還是因為我上了年紀，又或許是因為開始這本書的作業也說不定。不過 Femidangdang 的其他朋友，也說過她們有類似的感受。我問她們在加入 Femidangdang 之後，有什麼改變，她們是這樣說的：「當我脆弱的時候，

不再為說出我的脆弱並接受別人幫助感到羞恥了。」、「好像變成一個對撒嬌很寬容的人了，不管是對自己，還是對周圍的人都是。」、「知道自己是一個值得被愛的人了。就算有人責罵我、忽視我，我還是有地方能夠回去，有一個地方能完全尊重我。這件事讓我變得自由起來。」、「好像可以不再氣餒了。連我不足的、做不好的地方，都有通曉一切的朋友可以幫我，而且就算知道我不完美，他們還是會說喜歡我。」

這些朋友們雖然很容易吐露自己接受照護的經驗，但卻很難乾脆地說出提供照護的經驗。提供照護的人總是會錯過說出自己經驗的機會。雖然生病的人會有機會讓自己專注在恢復上，但照護的人卻很難享有那樣的時間。

禮智試圖自殺醒來之後，在 Femidangdang 的群組告訴我們她究竟發生了什麼事。我們在那個晚上全都聚到了禮智的家。去了之後並沒有特別分享什麼事情，只是抱抱禮智，打開電視看〈Produce 101 第 2 季〉，聊一些對節目的抱怨之類的。禮智說她對照護最重要的記憶，就是那天所有人都為了她聚在她家的事。禮智說她住院的時候收到許多朋友的信和聯絡，是那些東西緊緊抓著她，讓她有辦法繼續活下去。

另一方面，彌葉卻說她仍然很難消化那天的記憶。

「禮智後來說，她跑去漢江那天收到朋友傳的簡訊，她覺得看了之後就死不了了，所以沒看。我聽到那句話就覺得，原來沒有什麼我能做的事啊。禮智不會因為有我們的幫忙就能被拯救，也不會因為我們幫忙就能活過來。那對我來說好像是很大的衝擊。大概是我無意識地覺得，只要我幫助周圍的人，就能阻擋那種事情吧。但那個時候就是完全沒有用的情況嘛。所以我的世界觀，好像就這樣有點空虛地被改變了⋯⋯那天去禮智家的時候，我就在想這跟我們的友情沒有關係，只要哪個地方出了一點小錯，我們（現在）就在前往出殯會場的路上了吧。所以那次的經驗剛好點醒了我。那天在禮智家，我們講了一些有的沒的就回來了，感覺好像我們並沒有意識要消化那件事。因為是禮智的事情，所以我們一群朋友在那之後也沒有再提起過。我的內心好像到現在都還沒有消化完那件事。

我很感謝禮智，同時對她也有一種按耐不住的鬱悶。禮智是多麼努力才克服那件事，接受大家的支持的，一切都⋯⋯怎麼辦才好呢？不是通常會有媽媽用力打女兒的背，罵她說『呀！妳這個壞女人，為什麼做那種事！』才對嗎。但我們是政治正確的好市民，也是她的好朋友，所以沒有人那樣做，對吧。不過其實是需要那樣做一下的不是嗎？提供照護的人

因為沒有那麼辛苦，所以在照護的體制裡、在那樣的場景下都並不是主角嘛，可是另一方面，又怎麼不是主角呢？我不知道該怎麼去思考那件事，也不知道要怎麼跨過去。好像還沒辦法言喻的樣子。等再過一段時間，或許周圍的人也會一個個開口談的吧？」

　　我們每個人的記憶都不一樣。「Femi house」或許對某些人是安全的避身之處，但對某些人而言是必須公開接受汙辱的羞恥的空間。某些人說出接受照護的經驗，但在另一方人的耳裡，聽著那些故事可能會感受到疏離。

　　Femidangdang 對我們每個人而言都是非常珍貴的地方，所以所有人都手足無措。禮智說 Femidangdang 是「我這輩子擁有過的最好的東西，所以不曉得該拿它怎麼辦」。當某件事物變得極為珍貴的時候，處理意見不合就變得更加困難。大家都非常害怕會失去 Femidangdang。因為這並不只是個聯誼團體，而是個運動組織，眾人必須一起組織運動，所以似乎一定會出現意見對立或有糾紛的時候。出現那些狀況時，原本在一旁看著的其他人，就會開始不安。甚至不安到會出現焦慮前兆症狀。會把健康的爭執視為嚴重的糾紛，覺得一定要調節紛爭才行。我們爭吵得非常嚴重。也有很多

時候連幸福的瞬間都覺得厭煩，互相厭惡、忌妒彼此。「大家一起」的感覺越強烈，就越害怕會被這個地方排擠出去。Femidangdang 這條界線越清楚，不安也就隨著安全感一起越變越多。對彼此產生情意，也意味著對不是「彼此」的人反倒變得無情。為了讓 Femidangdang 內部變得安全，向外便出現了排他的態度，奇怪的是每當我嘗試推開 Femidangdang 之外的人，就有種被 Femidangdang 排擠的感覺。

在這裡提到 Femidangdang 對我而言多少有點困難。Femidangdang 在那段時間給我許多密集的照顧，我在其中得以感受從前未曾感受過的巨大連帶感，我非常愛那些朋友們，而那救贖了我，卻同時也讓我受傷，留下了憂鬱、不安和難以忍受的疏離感。因為無法承受那疏離，我成為了第一個離開 Femidangdang 的人。到現在想到 Femidangdang 仍覺得心情複雜，帶點惆悵。我努力想回想起美好的記憶。雖然不曉得「共同」的感覺是如何同時和疏離感一起出現的，總而言之，那對我而言仍是無法否認的時光。我想，這種雙向的情緒，或許就是照護的本質。

雖然我們社會中照護的相關制度仍舊不足，但我認為用制度來解決照護問題的意見，稍嫌空虛了一點。因為就算照護背後有充分的制度支撐，無論如何要實施具體的照護，仍

然得透過人和人之間緊密的相互作用。而如果沒有仔細理解照護勞動的複雜特性，沒有對撐起我們社會的照護的價值重新評價的話，這份工作又會再次變成不安穩、低收入的勞動，變成只屬於女性的分內工作，而女性勞動者在這構造之下又會變得只能獨自承受壓力，最終遭到孤立。

　　無論是自我照護、互相照護，還是共同照護，又或者是醫療體制內的照護、體制外的照護，都需要我們透過人們互相照顧的經驗，去熱烈地思考照護這件事在關係上、脈絡上的性質。我們接著必須具體規劃該如何實踐照護、重新評價照護的價值、不停地實驗與嘗試，創造出與過去全然不同的人生樣貌。就像我們重新接受疾病、痛楚和苦痛並不是該被刪除，而是應該和我們共同活下去的東西一樣，比起刪去或否定照護過程中的各式糾葛、厭惡、嫉妒與委屈，我們也應該與其共存，並嘗試向前邁進。照護絕不是終點，而總是存在於過程之中。

第九章

———•———

康復

因我什麼時候軟弱，
什麼時候就剛強了。

我們因記憶而痛苦。極度的痛苦使記憶瓦解。因為我們是記憶所製造的存在，一旦記憶崩毀，自我也會跟著瓦解。脫離痛苦的過程，始於把破碎四散的記憶蒐集起來，進行重組這件事。

站在痛苦正中央的時候，是不可能進行這個作業的。記憶混亂地分散各處，有時還會被刪除。痛苦使認知能力下降、讓語言瓦解、使身體麻痺、讓我與現實分離，並讓自我分裂成好幾個部分。更嚴重的是會讓人無法好好呼吸。沒有辦法站在潮濕的土地上感受到自己現在正在活著。很多女生都曾這樣說：

「我那時候變得怪怪的。」

原本應該和察覺意識、記憶、身分認同、環境的知覺進行正常統合的性格要素發生崩解的狀態，在心理學上稱之為「解離」（dissociation）。在創傷理論中，這是一種讓人得以忍受創傷經驗的正常防禦反應。也就是一種為了在外部暴力、外部侵犯下存活的生存反應。有珍說只要先感受到憂鬱，就能避免落差，是她小時候的「生存戰略」。但經歷太過頻繁，或者在太年幼的時期所經歷的創傷經驗，在痛苦的瞬間過去

之後，仍舊會留在人們體內，侵蝕未來的人生。

　　自然災害、戰爭、威脅生命的意外、親近的人過世、校園暴力、家庭暴力、性暴力等經驗，都會使人們出現創傷症狀。創傷理論是在尋找、分析並治療參戰軍人們神經衰弱症狀的過程中誕生的。

　　和我相遇的那些女人們，她們的痛苦還沒有成為歷史。向她們施暴的對象不是陌生的敵軍，而是曾經說過愛她們的人。她們的日常就是一場災難，就是戰爭。而且是一場沒有人認同的災難，必須獨自戰鬥的戰爭。

　　在沒辦法與他人分擔痛苦的狀態下，而且是在無法逃脫的環境下持續且反覆地遭受暴力，既然無法逃離現實，當事人就只能透過脫離現在的意識，去抵禦暴力的狀況。那就叫做解離現象。解離並不是一次就能做到的，得嘗試逃出痛苦的情境，並且有反覆受挫數次的經驗，才有可能達到。被害人會習得一種似乎永遠無法從這裡逃脫出去的無力感（但其實並非如此）。

　　家庭暴力、約會暴力、性暴力等「親密的」加害人，總是想要控制被害人人生的每一個角落。為了使自己的行動正當化，他們會讓被害人一起參與加害的過程，使被害人顯得似乎認同那些暴力。他們也會讓被害人表示愛意與尊敬，讓

被害人自己也開始認同這個關係。加害人讓被害人認為這份暴力是他們自發性接受的，藉此打擊被害人。加害人會不斷讓被害人確認自己擁有行動的自主權，使被害人在暴力狀況下感到混淆。

加害人是善變的、不具一貫性的、無法預測的，他們透過少量的規則控制被害人。如果規則太多，就會變得難以遵守，而被害人若沒辦法遵守規則，加害人便會抨擊被害人。在反覆的抨擊下，被害人就會認為自己做錯事了。然而這些規則，都是一些從一開始就沒有必要遵守的規則。

身體是構成自我的核心要素。因為加害人管制被害人的食衣住行、和誰見面，也就是透過全權支配被害人的身體，想要一起控制被害人的精神。善變且不具一貫性的暴力傾向，讓被害人接受他們無法預測加害人行動這件事，並害得他們在日常生活中感受到更多恐懼。透過偶爾對被害人表現寬厚，加害人就能更有效地破壞被害人的心理。在日常就是一場災難的情況下，加害人時不時的略施小惠，對被害人而言彷彿像甜美的禁果般誘惑。比起逃離暴力，被害人更可能傾向適應，並且會對加害人偶爾的寬大表示感謝。被害人被迫和其他人斷絕聯繫，逐漸變得孤立。於是加害人就能讓被害人變得只能依靠自己、認為自己的規則是正確的，且只看得見自

己讓他看的世界。

　　就算在被害人終於逃離加害人之後，暴力的痕跡依然會留在身體之中。只要碰到一絲可以引起相關記憶的線索，就會讓身體再次經歷痛苦。這種反應無法靠意識擋下。也就是說，創傷會讓人再次經歷痛苦、讓人迴避痛苦、會引起巨大的情緒、使人討厭自己、變得孤立、讓人無法產生信任、讓人輕忽問題、就算想隱藏也會再度在親密關係中引發問題，或者讓被害反覆發生。

　　我所遇見的那些女生們，大部分都已經走到了可以說出自己痛苦的階段。可以說出痛苦，意味著復原的過程已經開始了。然而越靠近引發創傷的核心記憶，就會產生越難以言喻的情況。記憶可能被清除，或者只留下片段。當站在痛苦的正中央時，便和世界失去了連結，人們判斷是非、健全的距離感等知覺也隨之崩毀。在大腦感受之前，身體就會率先反應，就好像回到經歷那個事件的當下一樣。

　　隨著參戰軍人的神經衰弱和女性的歇斯底里症成為研究對象，為了被認定其痛苦的重要性，就需要政治運動去主張他們的痛苦深重到值得被記憶。奠定創傷理論的背景，是1960年代進行的世界反戰運動和參戰軍人的證詞。而女性遭受的性暴力、家庭暴力，以及兒童受虐問題浮上水面，則源

於喊出「最個人的事就是最政治的事」的 1960 年代第二波女性主義運動。

　　我在開始紀錄二、三十歲女性們的痛苦時，便明白這必然是一場政治的活動。為了將痛苦稱之為痛苦，必須主張它並不渺小，這件事想必就是極政治的。必須有毅力地對抗那些疑問：「沒有經歷過戰爭、民主化運動，不曾挨餓、不曾貧窮的你們，到底有什麼好痛苦的呢？」我的這個嘗試，若沒有 2015 年後被稱為「Megal」世代 * 的年輕女性們所進行的各式社會運動，和眾人做為女性主義者的群體覺醒，是不可能辦到的。許多女性為了讓自己的苦痛被看見，自發性地站出來親自向我證言。

走向康復之路

　　雖然痛苦有各式相關理論，但它們的核心都很相近。為了痊癒，首先必須恢復「安全」的感覺。再來是透過語言為過去痛苦的記憶哀悼，把記憶統合，必須將被痛苦破壞的東西，以及痛苦教會我們的東西全都珍藏起來，重新創造出一

---

* 　Megal 世代：前述 Megalia 女權網站的簡稱。

個新的自我才行。

更重要的是必須感到安全，而且不能獨自孤立。必須和他人，更進一步說是與共同體連結才行。要在不會把自己的痛苦當成「裝病」的共同體裡面，獲得社會上、情緒上的充分支持。需要被偏愛才行。

說出故事，然後故事被聽見、被相信，互相產生連結後明白自己不是獨自一人；透過各種資源為痛苦命名、了解委屈從何而來，再來超越個人層次，進一步讓這份痛苦在社會層次也被認可為「重要的」痛苦，直到自己也能重新為自己的痛苦命名為止。這個整個作業，就是我自己逐漸恢復的過程。沒有人能代替誰做，只能一邊尋覓著和自己一樣的人們，一邊進行。

痛苦正在等待成為一個故事。世上仍有無數人的身體、心裡都存在著數不盡的、未曾揭開的痛苦。

這本書探討了各式有關憂鬱症的歷史、社會、醫學脈絡。所以我們現在擁有關於憂鬱症的各種版本的故事。DSM 體制下的診斷、製藥公司和抗憂鬱劑的故事、創傷理論、幼年期家人之間的影響、諮商室內的臨床心理理論、巫俗信仰、有關自殺的哲學議論、拚命努力互相照顧，也想得到照護的人們的孤軍奮鬥、作為一個女性在韓國生存的意義……這些資

源全都會成為資料。而要如何運用它們，如何產出屬於你自己的故事，現在就取決於你了。

正如你所見，每一個成為你資源的故事，都有著長久以來排除女性，或者疏忽女性的歷史。並不完整。然而就像唐娜・哈拉維（Donna Jeanne Haraway）批評的一樣，我們一開始就是不純潔的存在。只要拿取值得利用的東西，把不值得的丟棄或重新修復後利用就行了。「所有和我們有關的，都有我們。」（Nothing about us, Without us.）

已經有許多女性正在這樣做了，看看那不斷出版的無數本精神疾病手記。我反對只能由專家參與建立醫學知識、歸類並適用這些知識的一連串過程。我反對只讓專家擁有發言權。女性們是使憂鬱症相關醫學知識成形，並付諸實行的主體，既然有體現（embodied）的經驗，女性們應該作為自己身體的專家參與其中才對。

作為一個當事人，在過程中需要與人競爭、協商、修正各種和我有關的知識，從這點來看，我依然認為這個過程是一種照護。

比起一味仰賴醫學專業知識，聽從其判斷和建議，很多女性已經跨越了那樣的時期，僅把醫學知識視為可以靈活運

用的資源之一。

改變故事結局的女子們

　　想要擺脫憂鬱症，就必須討厭憂鬱症。得甩開因為對痛苦太過熟悉，於是想留在其中的誘惑才行；要好好學習享受快樂的方法，跟感受到的悲傷程度一樣；比起強烈的不幸，得和平淡的幸福變得更加熟悉；必須開始把腦海中不停重播的故事重寫成另一個版本；比起找出什麼是錯的，更應該發現什麼是對的，並且學會停留在對的上面；我們要比現在更不痛苦、更想活得幸福，我們要為此努力用心，下定決心認為那樣的生活很適合自己。這是很困難、很可怕，而且是非常關鍵的選擇。至少讓人安慰的是，雖然過去本身無法改變，但現在和未來可以一點一點變得不同。儘管痛苦的記憶無法刪除，但故事的結尾還沒寫完。

　　敏知曾跟我分享小時候的受虐經驗，和她家中貧困的問題，她是一位推廣數位性犯罪防治運動的運動家。敏知說數位性犯罪防治運動「在屬性上會毀了一個人」。因為推廣這個運動的人，會一直看到同齡女性

遭受性暴力的影片。

「我們必須面對的加害人太多了。從徒勞無功到像用手在空中比劃的那些活動裡遇見的。只要參與這個活動，就必須一輩子憂鬱下去，一輩子都在生氣。會一直聽到周圍的人自殺，然後要看見跟我一起努力的最勇敢、最聰明、最無私的那些女生，變得失去活力的痛苦模樣。我已經有覺悟了。比起害怕，我有更多是憤怒。雖然聽起來可能很奇怪，但我覺得我自己是最瘋的那個。不管加害人多像『神經病』，做了什麼慘絕人寰的事情，單純以一個人類對一個人類的話，我確定自己一定會贏。」

　　敏知哈哈大笑。她說小時候經歷的憂鬱和絕望，讓她變得堅韌無比。

　　「我已經嘗過人生的很多苦了。所以（就算在做這種活動）打擊也沒那麼大。爭著爭著，人會有某方面變得遲鈍起來。也不太害怕。而且我可以理解他們（加害人）。不是說可以同理，而是知道他們是為什麼才變成那樣的。好像因為這樣就更懂得怎麼去應對了。雖然以前很討厭既無力又悲慘的自己，但現在決定不要討厭身為弱者的自己，而是要去恨這些不當的權利、體制，要提出抗議。因為我活了下來，所

以一定會成功的。人生只有一次，可不能用自殺結束啊。」

世莉說她變得不相信什麼是正常了。也決定不要把疾病當成一種缺點。

「我覺得人對於自己擁有的世界幻想被打破的時候，一定會產生憂鬱症。因為不是用自己相信的形式、不是用映照出自己模樣的方式去看世界，而是想直接看見某件事物、某個他人存在的樣子，那我覺得這是必經的過程。這樣的話，就似乎也沒有必要把憂鬱症想成非常悲慘的事。它反而是一種經歷過，就會讓自己的世界變得寬廣的東西，是一個能夠更加理解人類的機會。我現在覺得憂鬱症不是一條死路，而是一條可以路過（但不要太久）的狹窄小路。」

芝賢說當流浪動物志工對她的憂鬱症有很大的幫助。她說有很多東西是光靠藥物治療無法解決的。並非作為一個人活出成功的人生，而是作為一個市民去參與共同體，去支持某件事情的時候，就能得到恢復。

「看著那些動保中心的志工們，就會覺得『這世界上真

的有很多好人啊。」雖然其實在公司裡應該也有很多好人，但很多時候因為要討生活的關係，會看不見那些。不是說照顧生病的小貓或小狗就是好人，而是因為牠們生病了，可能就會亂大便之類的，這些不是都要志工來清嗎。然後志工們就會搶著說『喔，我來清吧』、『不不，我來清好了』。看著這些人，我就不斷確認了什麼是所謂的『人類愛』。這個世界上真的有好人。看到那些願意在政治上發聲，勇敢進行活動的人，就很想幫他們加油。我也想為妳這本書加油，我終究是愛著這樣的人們啊。」

惠林說她連載長篇 BL 小說並出版的過程，對她整理校園暴力的記憶有很大的幫助。小說的主題是「以後的人生」。雖然說是 BL 小說，但比起兩個男主角的戀愛故事，故事的重心更放在他們周圍的人身上，被他們戲劇性的愛情席捲人生的那些人。對他們而言，雖然兩個男人的愛是導致這些曲折的原因，但沒有人把這些怪罪於兩人。雖然可以當場發火，大聲罵道：「我的人生就是被你害成這樣的！」，但惠林筆下的人物都知道，不可能永遠把錯怪在別人身上。

瞬間完成的結語是在事件落幕之後的 50 年，從最大受害者（兩個男人其中一位的太太）的孫女的視角寫下的。惠林

說她把正文都寫在結語裡了。

「我有時候也會很驚訝。因為我看待世界和自己的觀點實在改變太多了。我原本是那種想法非黑即白，會自卑於學歷，自我厭惡很嚴重的人。會用嚴格的標準檢視自己，然後猛烈抨擊無法完美的自己，最後就會變成連對別人都用同樣嚴格的標準檢視嘛。我以前實在太容易隨便判斷所有的人了。不過……我現在才明白那有多荒謬、多不正確。過了 8 年以後才知道，世界上根本不存在什麼可以一併判定每一個人價值的絕對基準。我發現埋在我們血肉裡的經驗，就是所有同理和尊重的對象。我現在才知道，對於活著的我們而言，沒有什麼比生命更重要的了。」

傷痕可以化為自負嗎

這是我最後的問題。我們的傷痕可以化為我們的自負嗎？我們接受、並治療了痛苦，那麼可以超越這些，更進一步去肯定它嗎？我們有辦法不斷在難以啟齒的記憶裡，讓過去的軌跡成為帶領我們走向新道路的動力嗎？

所有少數人的運動都需要自負。我們必需接受使我痛苦、

讓我在共同體中被排擠的那個特性，也是自己的一部份。

這樣才能看得見和自己一樣的人，才能成為可以定義自己的人。

認為疾病必須被治療、被消除的意識，要是遇到所謂「自負」的問題，就總是容易栽跟頭。但並不是每個人都能治療疾病，也有人是無法完全痊癒，或者必須在沒有痊癒的情況下與疾病共存的。

在處理自負心的過程中，我遇到了幾個問題。治療疾病的同時，該怎麼樣把它視為自己的本質之一呢？而這時候的自負心，跟把精神疾病浪漫化又有什麼不同呢？

2019 年 10 月 26 日，首爾光化門舉版了韓國首次的「Mad Pride」（瘋狂自尊大遊行）活動。Mad Pride 是在 1993 年由加拿大首次舉辦，之後歷年的承辦國有英國、法國、巴西、南非共和國等國家。精神障礙藝術創作團體「Antica」的標語是「贏過歧視的狂氣」，他們是在韓國第一個企劃並主辦 Mad Pride 活動的團體。

參與 Antica 活動的戴倫是一個思覺失調患者。戴倫說如果不把自己定義為一個精神病患者，只把疾病想成是必須被治療、必須消失的東西，反而會讓人生變得更加辛苦。因為無法建立新的關係，只能被孤立而已。要接受自己就是疾病

的當事人，更積極的去探索自己的病，變化才會發生。

戴倫說，沒有得過精神疾病的人，只會把精神疾病視為必須被去除的東西，那些大聲疾呼「不要把患者本身視為疾病的一部分」的人，都只是在行使暴力而已。實際有過症狀經驗的人，就算想參加病友會，也必須對自己現在的狀態有足夠認知，也就意味著必須定義身為精神病患者的自己。戴倫說，跟和自己一樣的當事人見面，可以得到幫助、安慰和樂趣，找到使自己成長發展的契機。

「作為一個生病的人，覺得必須把病治好，還是要把這個病當成自我本質的一部分去接受，我開始會覺得這兩件事其實並不矛盾。想要改變自己，還有接受原本的自己，我覺得這兩件事是可以同時追求的。雖然會努力想緩和這些症狀，但與此同時症狀的確可能繼續存在，或者就算消失了也可能會再回來。變化和接納就像一條莫比烏斯環一樣，是可以共存的。

精神病理和創意的確有相互作用的一面，我不會說把精神疾病浪漫化這件事完全無法反映現實。然而浪漫主義捕捉到的精神病理是比較特定的部分，也有一些部分顯得更有魅力，但不能光靠那個去掌握整個精神疾病的世界。去接受精

神疾病不浪漫的部分，我覺得那才稱得上是對精神疾病的自負。」

　　如果我們在生命中感受到的情緒，不是用幸福和不幸，而是用豐饒和貧困當作基準去理解的話，是否就能用和現在不同的角度去看待憂鬱呢。[1] 軟弱能使人細細讀出生命的纖細紋理，讓人認得出和我一樣的人，並且讓我們得以安慰他們。

　　回過頭來看，我從來沒有為自己的躁鬱症感到自豪過。但現在已經把它當成我的一部分了。定義自己的過程，讓我得以和他人連結，讓我有辦法使用自己。這過程敞開了我。我以後似乎還是會對有關自負的問題感到慌張。當我提起躁鬱症的時候，我會紅著臉在心底告訴自己。這並不丟臉，所以沒關係的。

　　我認為年輕女性們探索憂鬱症相關的事情，也是一種找出新文化去處理痛苦的方法。在危機中形成新的自發性連帶關係，不去詆毀或恣意刪去他人的痛苦，分享並出示彼此的脆弱，還有為失去的事物充分哀悼。

　　為了達成這些，我們必須在廢墟之中重新開始。如果不是別的，而正是痛苦讓這些過程得以實現的話，如果可以那樣去理解痛苦的話，我方能從現在起為我的痛苦自豪。我想

在此引用惠林人生中緊緊握住，聖經中的一段話來作結。

又恐怕我因所得的啟示甚大，就過於自高，所以有一根
刺加在我肉體上，就是撒旦的差役要攻擊我，免得我過
於自高。 為這事，我三次求過主，叫這刺離開我。他對
我說：「我的恩典夠你用的，因為我的能力是在人的軟
弱上顯得完全。」所以，我更喜歡誇自己的軟弱，好叫
基督的能力覆庇我。（中略）因我什麼時候軟弱，什麼
時候就剛強了。[2]

我們的故事現在才剛開始

　　寫這本書總共讓我遇見了 31 位受訪者。我們分享故事，一起又哭又笑。露出自己最軟弱的部分，嘗試敘述並將其文字化的過程，對任何人而言都是件令人恐懼的事，我也總是感到害怕。

　　「雖然我過得這麼辛苦，但希望你不要辛苦」、「雖然過去我是一個人，但希望你可以不要那麼寂寞」—我想許多受訪者都是抱著這樣的心情參與這次訪問的。一個人辦不到的，或者一個人不會開始的事情，和眾人一起就能持續到最後。附上一部份受訪者們在確認稿件的過程中寄給我的後記。

　　在此真心向參與本書，各位勇敢的女人們表示敬意與感謝。

　　「我想接受採訪。」我寄出 email 的那一刻，在我治療過程中是非常重要的瞬間。從我下定決心要直接見面，分享只

在心裡想過的對話，直到真正聯絡的那刻為止，其實還猶豫了很長一段時間。比起替我診斷、研究病情的人，我其實更需要聽我說話、了解我，並且會幫我傳達給世上的人。2020年 12 月 31 日午夜左右，我寄了 email 給河美娜作家。有種不想拖過今年的迫切感。約好時間後，我一個人練習受訪，重新找尋資料的整個過程、一眨眼就過了 2 小時的對話、反芻那對話、採訪後偶爾和作家互相問候、一起晚餐、拿到初稿後正在讀的現在。這些經驗都給了今天的我很多勇氣。

賢智

　　被強制入住精神科醫院的時候我很害怕。我怕我真的瘋了，不，怕我真的已經瘋了。我接受採訪的時候稍微明白了一點，哪怕只有一個人願意相信我的話，就證明我沒有瘋。幸好有河美娜作家願意聽我的故事，讓我可以不再害怕了。

卡莉

　　我大概跟憂鬱症一起度過了 20 年左右，但腦海中依然深植著一個結論：我從一開始就沒有討論憂鬱症的資格，就算說了，也不會被有效接受的。我想不只我，患有憂鬱症的二、三十歲女性應該大部分都是這樣。參與這本書的作業之後，

我才終於發現原來我比任何人都更有資格談論憂鬱症啊，接
受了這個事實。

貝殼人

　　述說痛苦、聽取痛苦都是非常令人困擾的事。我想向和
我一起困擾的美娜，還有其他勇敢的受訪者表達最大的謝意。

草莓

　　可能是期待透過訪問找到答案，變得更加堅強吧。卻好
像只徒增了煩惱，讓我有些鬱悶。儘管如此，讀到自己幾年
前的日記，還是有很多時候都會覺得，為什麼那時候居然在
煩惱那種事情呢。這次也要和時間一起……還是期待在這之
間會發生許多變化。

彌葉

　　好的問題跟好的答案分別都太重要了。怎麼有辦法問出
這麼高解析度、這麼換位思考的問題呢……這是我在接受訪
問時的想法，而且我同時也感受到，這個人一定也向其他受
訪者問出了這麼好的問題。對於她的存在，我感到既安心又
尊敬，充滿感謝。謝謝妳問我問題，讓我知道我懷抱已久的

想法果然很重要。

韓京

　　我到現在還是很怕萬一提起過去的事，會有人覺得我單純是在誇耀，所以甚至不曾試著開始。聽到校稿完畢，書要準備出版的消息時，心臟也漏跳了一拍。不過希望至少有某個人在讀到我的故事之後，可以稍微減少一點孤單的心情就好了。

有珍

　　有一段時間我以為自己完全克服了。但不管時間過去多久，每當我人生走下坡時，那些留在我心中沒被解決的事情，就會過來敲我的門。正當被這些問題困擾著的時候，河美娜作家和我做了訪談。然後我發現不管是怎樣的痛苦，只要願意說、願意表現出來，就會在訴說的同時一點點漸漸轉好。訪談之後，我變得可以多對自己抱持一點肯定的想法了。尤其是對我正在做的事情。我相信這個訪談作業一定可以帶給許多人勇氣，就像我也得到了勇氣一樣。

藝斌

因為我的記憶和經驗並不只屬於我一個人，所以我很煩惱，也很擔心我的故事會不會讓其他跟我一起經歷憂鬱的某個人感到困擾。是不是應該審查一下故事內容呢？雖然有點害怕無法掌控這些內容，但也只能期盼我的故事可以透過河美娜作家好好傳達給需要的人。

禮智

　　我喜歡訪問。訪問對我而言好像有某種作用。整理思緒，或是回顧生命的足跡之類的，針對一個主題說上3小時的話，這些都當然會發生。但我說的是別的東西。

　　我以前覺得我的病永遠都是自己個人的問題，覺得這個病除了對我自己、我的主治醫生，還有我身邊幾個親近的人有意義之外，對其他人都毫無價值或意義。關於究竟有沒有病這件事，我根本沒辦法做些什麼。所以對我來說，這個病不過是我個人特性的一部分而已。這個病有時候會吞噬我，某段時間之內又會成為我大部分的特性。

　　我這種病居然能夠成為被採訪的對象，也就是說居然有人對我的病有超出私人以上的關注，還認真表示想正式聽我分享……我很開心我的病可以被正式地談論，成為被記錄的對象。「The private is political」，我雖然很喜歡這句話，卻不

知道自己是否真的能體驗到這句話。我想世界正在發生改變，而那變化或許已經來到了我的身邊。

惠林

已經生了好幾年不知緣由的病。仔細聆聽我的心之後才知道，我心中的暴風是由小小的風聚在一起所形成的。

多彬

一開始以為這只是我們「兩個人」的事。但其實這是「我們」的故事。我想為許多現在立刻就想馬上休息的「我們」，說聲加油。

宇容

被採訪的時候，我講的話和想法第一次沒有被否定，所以覺得不孤單了，我很開心。原本對任何人都說不出口的。想被當成不惹麻煩的安全的人，其實很簡單不是嗎。只要逃避令人不適的實情，假裝沒事，不要提起就可以了。那個方法雖然簡單，但卻不停地啃噬我的心，最後讓我失去了自我。就算只有一點點也好，希望我的故事可以成為某個人的安慰。還有希望這些令人不適的故事，可以持續水落石出就好。

靜靜

「瘋狂而古怪，傲慢又聰明的女子們」，真是不得不愛的一群人哪。訪談的提問都很別具意義。但實際上真的接受訪問之後，比想像中來得更自由、更開心。河美娜作家很擅長點出我故事中最核心的部分。對於我有疑問的地方，河美娜作家也會分享她自己的故事，或者告訴我她在過去這段時間所得到的醒悟。讓我感到愉悅而滿足。

　　我們最後對彼此的招呼是「下次再見！」。作為當事人參與了各種有意義的活動，我有預感就算不必刻意，我們也會再次見面，而且我也很想再跟她相見。所以我會以讀者的心情慢慢等待那一天的到來，期盼有一天能和「瘋狂而古怪，傲慢又聰明的女子們」盡情相遇。

戴倫

　　我也正在進行我這邊的作業，所以雖然有其他地方可以訴說，但想著既然可以了解別人選擇的其他方式，也可以拿來比較看看，於是便決定參加這次訪談。我也很好奇同齡的女性們會用什麼方式解決自己面臨的問題。希望未來可以更頻繁、更放鬆地分享這些議題。如果沒有媽媽的支援，我想我沒辦法完成分析資料，所以覺得自己運氣很好。希望有越來越多人討論這類議題，也希望社會上可以出現更長時間、

更完整的相關心理支援。

世莉

　　有關憂鬱症的故事總是令人困惑。長期以來處於憂鬱的狀態，讓我不得不將憂鬱這個「病」，視為我生活和本質的一部分。然而我也不想沉溺於這個本質。因為這個病制約了我的身體，讓我生活得很痛苦，我想要脫離這樣的狀態。我不知道該怎麼面對憂鬱，才是比較「健康」的決定。把憂鬱當成一種病，或者當成一種狀態，這兩者之間哪一個才能獲得更「好」的預後呢？該如何表現這樣的自己，才能讓我的周圍顯得更「健康」呢？因為我憂鬱了一輩子，所以覺得自己沒有能力分辨病態的憂鬱和「健康的」憂鬱，一直以來都接受醫生和諮商師的診斷與治療，並非常仰賴他們。這種「模範病人」的態度，對最後想擺脫「病人」角色的我而言，是有幫助的嗎？人生、本質和健康，是沒辦法由別人代替，或由別人負責的，那麼對於有關我的評價，或者是否擁有做出這個評價的資格，我不是應該要能信賴自己才對嗎？

　　要區分病人和不是病人的人，好像真的是很困難而且奇怪的一件事。在持續無法信任自己的情況下，還必須相信自己的判斷力，才能試著改善，從這點來看就好像掉進了極度

難以脫逃的陷阱一樣。總有一天，我想要從模範病人畢業，不再依賴醫生診斷與處方，成為一個可以自認沒有問題，懷著對自己的信賴活下去的人。那是有可能的嗎？

　　和河美娜作家的訪談，還有在製作本書過程中在紙上齊聚一堂的女生們的故事，或許會成為一些線索，讓我能擺脫憂鬱、擺脫那鑽牛角尖的思路也說不定。

敏知

注釋：

第一章

1. Choy, Ernest, et al. 2010. "A patient survey of the impact of fibromyalgia and the journey to diagnosis". BMC Health Serv Res 10(1): 1-9.

2. Floyd, Bonnie J. 1997. "Problems in accurate medical diagnosis of depression in female patients". Social Science & Medicine 44(3): 403-412.

3. 楊熙英、金美恩（音），2009，〈韓國顳顎關節障礙患者患病率及診療樣態〉，《大韓口腔內科學會誌》34(1)。（양희영, 김미은. 2009.「한국인 턱관절장애 환자의 유병률과 진료 양태」,『대한구강내과학회지』34(1).）

4. 閔聖吉（音），2015，《最新精神醫學》第 6 版，p.329。（민성길. 2015.「최신 정신의학』6 판. p.329.）

5. 尹熙雨（音），2017.12.27「每次夫妻吵架後月經就來了？」,《精神醫學新聞》（윤희우. 2017-12-27.「부부싸움을 하고 나면 꼭 생리를 한다？」.《정신의학신문》）

6. 2014.12.10，「中年男性憂鬱症注意『爸爸要死了』…… 原因是『這個』」,《中央日報》（2014-12-10.「중년 남성 우울증 주의보 '아빠들 죽는다'…원인은 '이것'」《중앙일보》.）

7. 申在賢（音），2017.10.29「為父的重量 — 隱性憂鬱症（Masked depression）」《精神醫學新聞》（신재현. 2017-10-29.「아버지라는 이름의 무게 - 가면성 우울증」.《정신의학신문》.）。

8. Floyd, Bonnie J. 1997. "Problems in accurate medical diagnosis of depression in female patients". Social Science & Medicine 44(3): 403-412.

9. 瑪雅・杜森貝里，2019《醫生為何不相信女人的話》，金寶恩、李宥林（音）譯，hanmunhwa 出版，p.127（마야 뒤센베리. 2019.「의사는 왜 여자의 말을 믿지 않는가」김보은, 이유림 옮김. 한문화. p.127）

10. Micale, Mark S. 1995. Approaching Hysteria: Disease and Its Interpretations. Princeton University Press.

11. 上述書籍。

12. Abse, Wilfred D. 1966. Hysteria and Related Mental Disorders: An Approach to

Psychological Medicine. Butterworth-Heinemann.

13. Micale, Mark S. 1989. "Hysteria and its historiography: a review of past and present writings". History of science 27(3): 223-261, 319-51, 319. 〔茱蒂絲‧赫曼（Judith Herman），2012《從創傷到復原》，崔賢貞（音）譯，The Open Books 出版，再引用自 p.30（주디스 허먼 . 2012. 『트라우마』 최현정 옮김 . 열린책들 . 30 쪽에서 재인용 . ）〕

14. Goetz, Christopher G. ed. and trans. 1987. Charcot the Clinician: The Tuesday Lessons, Excerpts from Nine Case Presentation on General Neurology Delivered at the Salpêtrière Hospital in 1887-88. Raven Press. 104-5. 〔茱蒂絲‧赫曼，2012《從創傷到復原》，崔賢貞譯，The Open Books 出版，再引用自 p.32（주디스 허먼 . 2012. 『트라우마』 최현정 옮김 열린책들 . 32 쪽에서 재인용 . ）〕

15. Eisen, Jonathan. 1994. Suppressed Inventions. Penguin.

16. 茱蒂絲‧赫曼，2012《從創傷到復原》，崔賢貞譯，The Open Books 出版，p.37（주디스 허먼 . 2012. 『트라우마』 최현정 옮김 . 열린책들 . p.37）

17. 身體型疾患（somatoform disorder，又稱身心症）又可細分為體化症（somatization disorder）、未分化身體型疾患（undifferentiated somatoform disorder）、慮病症（hypochondriacal disorder）、身體型自律神經失調（somatoform autonomic dysfunction）等，本書中將相關障礙統一稱為「身心症」。

18. 閔聖吉，2015，《最新精神醫學》第 6 版，p.420~421。（민성길 . 2015. 『최신정신의학』 제 6 판 . p.420~421）

19. 大韓神經精神醫學，2005，《神經精神醫學》第 2 版，中央文化社出版，p.242（대한신경정신의학 . 2005. 『신경정신의학』 제 2 판 . 중앙문화사 . p.242）

20. 閔聖吉，2015，《最新精神醫學》第 6 版，p.421。（민성길 . 2015. 『최신정신의학』 제 6 판 . p.421）

21. 大韓神經精神醫學，2005，《神經精神醫學》第 2 版，中央文化社出版，p.248（대한신경정신의학 . 2005. 『신경정신의학』 제 2 판 . 중앙문화사 . p.248）

22. 閔聖吉，2015，《最新精神醫學》第 6 版，p.422~423。（민성길. 2015.『최신정신의학』제 6 판. p.422~423）

23. 上述書籍，p.422。

24. 大韓神經精神醫學會，2017，《神經精神醫學》第 3 版，iMiS Company 出版，p.400（대한신경정신의학회. 2017.『신경정신의학』제 3 판. 아이엠이즈컴퍼니. p.400）。

25. 斯維拉娜‧亞歷塞維奇（Svetlana Alexievich），2015，《戰爭沒有女人的臉》，朴恩正（音）譯，Munhakdongne 出版，p.18（스베틀라나 알렉시예비치. 2015.『전쟁은 여자의 얼굴을 하지 않았다』박은정 옮김. 문학동네. p.18）

第 2 章 診斷

1. Cheng, S. T. 1996. "A critical review of Chinese koro". Culture, Medicine and Psychiatry 20(1): 67-82.

2. Tseng, W. S. 2006. "From peculiar psychiatric disorders through culture-bound syndromes to culture-related specific syndromes". Transcultural psychiatry 43(4): 554-576.

3. 以韓國的京鄉新聞、國民日報、明日新聞、東亞日報、文化日報、首爾新聞、世界日報、朝鮮日報、中央日報、韓民族日報及韓國日報為對象，於 1990 年 1 月 1 日至 2019 年 12 月 31 日為止的報導中搜尋關鍵字「憂鬱症」所得到的內容，且使用韓國言論振興財團（www.kinds.or.kr）所提供之公共新聞資料庫「BIG KINDS」遂得到相同結果。（2020 年 8 月 1 日確認）

4. 孟聖恩（音），2015-10-06，「預防冬季憂鬱症『勿大意』用量表自我檢測」，《Korea Daily》；金成模（音），2017-12-26，「『心的感冒』憂鬱症，潛在患者達 60 萬人」，《朝鮮日報》；張日浩（音），2018-06-18，「現在是時候揭開憂鬱症了」，《時事 IN》；金平碩（音），2020-01-23，「國內 60 歲以上老人 10 人中 1、2 人患有憂鬱症」，《新聞 1》；金常恩（音），2019-10-18，「如何化解悲傷與憂鬱——7 種憂鬱症狀檢查表」，《精神醫學新聞》。（맹성은. 2015-10-06.「가을우울증 예방법 "방심 no" 체크리스트로 자가 체크 해보자」《코리아

데일리〉. 김성모 . 2017-12-26. 「'마음의 감기' 우울증 , 숨겨진 환자 60 만명」『조선일보』 장일호 . 2018-06-18. 「이제 우울증을 드러낼 때가 됐다」《시사 IN》. 김평석 . 2020-01-23. 「60 세 이상 국내 노인 10 명 중 1, 2 명 우울증 앓아」《뉴스 1》. 김상은 . 2019-10-18. 「슬픔과 우울함은 어떻게 다를까 -7 가지 우울증상 체크리스트」《정신의학신문》.)

5. Weissman, M. M., et al. 1977. "Assessing Depressive Symptoms in Five Psychiatric Populations: A Validation Study". American journal of epidemiology 106(3): 203–214. Radloff, L. S. 1977. "The CES-D Scale". Applied psychological measurement 1(3): 385–401.

6. 趙孟濟、金桂熙，1993，「關於重度憂鬱症患者預防評量中 the Center for Epidemiologic Studies Depression Scale（CES-D）之診斷妥當性研究」《神經精神醫學》32(3): 392（조맹제, 김계희 . 1993. 「주요우울증환자 예비평가에서 the Center for Epidemiologic Studies Depression Scale(CES-D) 의 진단적 타당성 연구」《신경정신의학》 32(3): 392.)。)

7. Radloff, L. S. 1977. "The CES-D Scale". Applied psychological measurement1(3): 385–401.

8. 與此相關的詳細論述，可於下列論文中確認：金民雅（音），2020，「以疾病篩檢工具開發過程為中心探討量測憂鬱知識之形成，1993～2011 韓國」，首爾大學研究所科學史與科學哲學聯合課程碩士學位論文。（김민아. 2020. 「선별검사 도구 개발 과정을 중심으로 살펴본 우울을 측정하는 지식의 형성, 1993~2011 한국」 서울대학교 대학원 과학사및과학철학 협동과정 서사학위논문）

9. 〈瘋狂前女友（Crazy Ex-Girlfriend）第 3 季〉，2017，第 6 集。

第 3 章　治療

1. 精神病（psychosis）和精神官能症（neurosis）最大的差異在於是否具有現實感。若有幻覺、妄想等症狀，在認知及事實辨別能力出現問題，便稱為精神病。而雖然有強迫症狀、焦慮、憂鬱等慢性精神痛苦的症狀，但仍能分辨何為現實的狀態，則稱為精神官能症。

2. 從腸道分泌並使用大部分的血清素這點看來，有論點認為大腸和腦道在根本上可說是相連接的，並點出這是解開女性的憂鬱症與進食障礙之謎的鑰匙。相關內容請參考以下文獻：任曉娟（音），2020.10.09，〈女性的暴飲暴食與憂鬱，腸道都知道〉，《韓民族日報》（임소연. 2020-10-09.「여성의 폭식과 우울, 장은 알고 있다」《한겨레》）美國女性主義心理學家伊莉莎白·威爾森（Elizabeth Wilson）曾表示「腸道會思考、記憶和感受。」，並以腸道為中心重新對女性憂鬱症做出分析。請參考以下兩篇文章：Wilson, Elizabeth. A. 2015. Gut feminism. Duke University Press. Wilson, Elizabeth. A. 2004. Psychosomatic: Feminism and the Neurological Body. Duke University Press.

3. 藥物會有兩種名字，商品名和成分名。商品名是為販售而取的名字，成分名則是標示藥物主成分的化學物質名稱。比方作為安眠藥販售的使蒂諾斯（Stilnox）是商品名，成分名則是佐沛眠；氯丙嗪是成分名，托拉靈則是商品名。本書主要標記成分名，但若商品名稱非常知名，人們會更有親近感的話也會一起使用商品名。

4. 想更深入了解精神科藥物的歷史，請見以下書籍。作者爬梳了具代表性的精神科藥物—托拉靈、鋰鹽、初期抗憂鬱劑（三環抗憂鬱劑）、SSRI（百憂解）等藥的歷史，並大範圍地解析這些藥物所背負的明亮與陰暗面。羅倫·斯萊特（Lauren Slater），2020，《Blue Dreams》，柳慧人（音）譯，Bronstein 出版。

5. 羅倫·斯萊特，2020，《Blue Dreams》，柳慧人譯，Bronstein 出版，p.270～271。

6. Shorter, Edward. 2009. "The history of lithium therapy". Bipolar disorders 11(2): 4-9.

7. Harrington, Anne. 2019. *Mind fixers: Psychiatry's troubled search for the biology of mental illness.* WW Norton & Company. 221-225.

8. 羅倫·斯萊特，2020，《Blue Dreams》，柳慧人譯，Bronstein 出版，p.150～153。

9. 伊森·瓦特斯（Ethan Watters），2011，《像美國一樣瘋狂的世界（Crazy

Like Us）》，金韓英（音）譯，Archive 出版，p.284。（에단 와터스 .2011. 김한영 옮김 .『미국처럼 미쳐가는 세계』 아카이브 .284 쪽 .）Watters, Ethan. 2010. *Crazy like us: The globalization of the American psyche*. Simon and Schuster. ; Ihara, Hiroshi. 2012. *A cold of the soul: A Japanese case of disease mongering in psychiatry*. International journal of risk & safety in medicine. 24(2): 115-120.

10. Healy, David. 1997. *The Antidepressant Era*. Harvard University Press.

11. Healy, David. 1997. *The Antidepressant Era*. Harvard University Press. Healy, David. 2002. *The Creation of Psychopharmacology*. Harvard University Press. Rose, N. and Abi-Rached, J. M. 2013. Neuro: *The New Brain Sciences and the Management of the Mind*. Princeton University Press. Hirshbein, L. D. 2006. "Science, Gender, and the Emergence of Depression in American Psychiatry, 1952-1980". *Journal of the history of medicine and allied sciences* 61(2): 187–216. Harrington, Anne. 2019. Mind Fixers: *Psychiatry's Troubled Search for the Biology of Mental Illness*. W.W. Norton & Company.

12. Harrington, Anne. 2019. *Mind Fixers: Psychiatry's Troubled Search for the Biology of Mental Illness*. W.W. Norton & Company.

13. 愛德華・蕭特，2009，《精神醫學的歷史》，崔寶文（音）譯，Bada 出版（Shorter, E. 1997. *A history of psychiatry: From the era of the asylum to the age of Prozac,* Wiley.）; Henckes, N. 2011. "Reforming Psychiatric Institutions in the Mid-Twentieth Century: A Framework for Analysis". *History of Psychiatry* 22(2): 164-181.

14. Gerber, Lucie, and Gaudilliere, Jean-Paul. 2016. "Marketing Masked Depression: Physicians, Pharmaceutical Firms, and the Redefinition of Mood Disorders in the 1960s and 1970s". *Bulletin of the History of Medicine* 90(3): 455-490.

15. Metzl, J. M. 2003. *Prozac on the Couch: Prescribing Gender in the Era of Wonder Drugs*. Duke University Press. Hirshbein, L. D. 2009. *American*

Melancholy: Constructions of Depression in the Twentieth Century. Rutgers University Press.

16. Hirshbein, L. D. 2006. "Science, Gender, and the Emergence of Depression in American Psychiatry, 1952-1980". *Journal of the history of medicine and allied sciences* 61(2): 187–216.

17. 盧洙真（音）、尹凌民（音），2013，〈憂鬱症相關媒體報導分析：以網路新聞媒體為中心〉，《韓國言論情報學報》61: 5–27（수진, 윤영민. 2013.「우울증에 관한 언론 보도 분석 : 온라인 뉴스 미디어를 중심으로」《한국언론정보학보》61: 5-27.）；李賢貞（音），2012，〈從 1991〜2010 年之報紙分析看韓國憂鬱症言論的變化及其文化意涵〉，《韓國言論情報學報》45(1): 43–88（이현정. 2012.「1991~2010년 신문기사 분석을 통해 살펴본 한국 우울증 담론의 변화와 그 문화적 함의」《한국문화인류학》45(1): 43-88.）。

18. 金煥碩（音），2014，〈從「醫療化」到「生醫療化」：精神障礙事例〉，《科學技術學研究》14(1): 3–33.（김환석. 2014.「의료화'에서 '생의료화'로: 정신장애의 사례」《과학기술학연구》14(1): 3-33.）；金煥碩，2015，〈韓國的生命政治與憂鬱症：事前分析〉，《社會科學研究》27(2): 289–313.（김환석. 2015.「한국의 생명정치와 우울증 : 예비적 분석」《사회과학연구》27(2): 289-313.）；朴慧京（音），2012，〈憂鬱症的「生物醫療化」形成過程〉《科學技術學研究》12(2): 117–157.（박혜경. 2012.「우울증의'생의학적 의료화'형성 과정《과학기술학연구》12(2): 117-157.）；裴勝新（音），2013，〈新自由主義時代情緒管理與「女性」範圍的重組〉，梨花女子大學女性學系碩士學位論文（배성신. 2013.「신자유주의시대 감정관리와 '여성'범주의 재구성」이화여자대학교 여성학과 석사학위논문）；楊寶藍（音），2013，〈韓國社會憂鬱症言論相關社會學研究〉，首爾大學社會學系碩士學位論文（양보람. 2013.「한국사회의 우울증 담론에 관한 사회학적 연구」서울대학교 사회학과 석사학위논문）；李宥林（音），2015，〈精神性痛苦的意義與憂鬱的社會性結構〉，延世大學文化學聯合課程碩士學位論文（이유림. 2015.「정서적 고통의 의미와 우울의 사회적 구성」연세대학교 문화학협동과정석사학위논문）；李賢亭（音），2014，〈是什麼促使韓國人邁向死

亡：他人導向的人生與輕視的文化〉，《知識的篇章》17(10): 69–87.（이현정 . 2014.「무엇이 한국인들을 죽음으로 내모는가 : 타인 지향적 삶과 경멸의 문화」《지식의 지평》17(10): 69-87.）。

19. 李宥林（音），2016，〈情緒的藥療化與憂鬱症經驗的組成：以 20 歲世代女性的憂鬱為中心〉，《女性主義研究》16(1): 81-117.（이유림 . 2016.「정서의 약료화와 우울증 경험의 구성 : 20 대 여성의 우울 경험을 중심으로」《페미니즘 연구》16(1): 81-117.）。

20. 金煥碩（音），2015，〈韓國的生命政治與憂鬱症：事前分析〉，《社會科學研究》27(2): 289–313.（김환석 . 2015.「한국의 생명정치와 우울증 : 예비적 분석」《사회과학연구》27(2): 289-313.）；李賢亭（音），2010，〈韓國自殺現象之特徵與人類學研究的可行性〉，《韓國文化人類學》43(1): 307–324.（이현정 . 2010.「한국 자살 현상의 특징과 인류학적 연구의 가능성」《한국문화인류학》43(1): 307-324.）；李賢亭，2014，〈是什麼促使韓國人邁向死亡：他人導向的人生與輕視的文化〉，《知識的篇章》17(10): 69–87.（이현정 . 2014.「무엇이 한국인들을 죽음으로 내모는가 : 타인 지향적 삶과 경멸의 문화」《지식의 지평》17(10): 69-87.）。

21. 裴勝新，2013，〈新自由主義時代情緒管理與「女性」範圍的重組〉，梨花女子大學女性學系碩士學位論文；李真熙（音），2015，〈從女性主義者相關觀點看所謂當一個「好」母親和憂鬱症：以毛特納（Natasha S. Mauthner）論述為中心〉，《女性主義研究》15(2):107–158.（이진희 . 2015.「페미니스트 관계적 관점에서 본 '좋은' 어머니 되기와 우울증 : 마우트너 (Mauthner) 의 논의를 중심으로」《페미니즘 연구》15(2): 107-158.）。

22. 上述四項精神醫學治療觀點，是參照下列兩篇文獻之內容整理而成：McHugh, Paul R., and Slavney, Phillip R. 1998. The perspectives of psychiatry. JHU Press. Peters, M. E., and Taylor, J., and Lyketsos, C. G., and Chisolm, M. S. 2012. "Beyond the DSM: The perspectives of psychiatry approach to patients". The primary care companion for CNS disorders 14(1).

23. 關於 LSD 和西洛西賓的治療效果，請參考下列文獻。金碩其（音），2019-

11-19，〈期盼 LSD 文藝復興的人們〉，《東亞科學》（강석기 . 2019-11-19.「LSD 르네상스를 꿈꾸는 사람들」《동아사이언스》）；羅倫・斯萊特（Lauren Slater），2020，《Blue Dreams》，柳慧人 譯，Bronstein 出版，第 6 〜 7 章；麥可・波倫（Michael Pollan），2021，《改變你的心智（How to change your mind）》，金志源（音）譯，小宇宙出版。

第 4 章　家人

1.　Harrington, Anne. 2016. "Mother love and mental illness: An emotional history". Osiris 31(1): 94-115.

2.　上述書籍。

3.　bell hooks，2012，《All about Love》，李英齊（音）譯，讀書的星期三（booksonwed）出版，p.37

第 5 章　戀愛

1.　茱蒂絲・赫曼（Judith Herman），2012，《從創傷到復原》（Trauma and Recovery），崔賢正（音）譯，openbooks 出版，p.169。

2.　申炯哲（音），2014，《正確的愛的實驗》（정확한 사랑의 실험），maumsan 出版，p.26

第 6 章　社會

1.　韓國教育部，2021，〈2020 年國家級學業成就度評價結果（2020 년 국가수준 학업성취도 평가 결과）〉。

2.　韓國統計廳，2019，〈2019 青少年統計（2019 청소년 통계）〉。

3.　韓國僱傭勞動部，2021，〈2020 年 6 月基準─僱傭型態別勤務現況調查結果（2020 년 6 월 기준 고용형태별근로실태조사 결과）〉。

4.　金昌煥（音）、吳炳敦（音），2019，〈工作中斷前的女性沒有受到歧視嗎？─大學畢業 20 歲世代青年層的畢業後性別所得差距分析〉，《韓國社會學》53(1): 167-204.（김창환 , 오병돈 . 2019.「경력단절 이전 여성은 차별받지 않는가 ? - 대졸 20

대 청년층의 졸업 직후 성별 소득격차 분석」,《한국사회학》53(1): 167-204.）。

5. 韓國統計廳，2020，〈從2020統計看女性的人生（2020 통계로 보는 여성의 삶）〉。

6. 2015-03-19，「『對家人宣洩怒氣』……不景氣時期的家庭暴力（가족에게 화풀이⋯불황형 가정폭력）」.《KBS》。

7. 珍妮佛・M・席爾瓦（Jennifer M. Silva），2020，《Coming Up Short》，朴準圭（音）譯，luciole 出版。

第7章　自殺

1. 伊恩・哈金（Ian Hacking），2012，《馴服偶然 The Taming of Chance》，金惠鏡（音）譯，Bada 出版。

2. 西蒙・克奇里（Simon Critchley），2021，《關於自殺 Notes on Suicide》，卞真京（音）譯，dolbegae 出版，p.16-17。

3. 韓國保健福祉部，2021，〈2021自殺預防白皮書（2021 자살예방백서）〉。

4. 更進一步的相關討論請參考以下內容：伊森・瓦特斯，2011，《像美國一樣瘋狂的世界（Crazy Like Us）》，Archive 出版；Kitanaka, Junko. 2011. Depression in Japan: Psychiatric cures for a society in distress. Princeton University Press.

5. 鄭昇和（音），2011，〈自殺與治理性：韓國社會自殺議題的系譜學分析〉，延世大學社會學研究所博士學位論文（정승화. 2011.「자살과 통치성 : 한국사회 자살 담론의 계보학적 분석」연세대학교 대학원 사회학과 빅사힉위논문.）。

6. 安德魯・所羅門（Andrew Solomon），2004，《正午惡魔：憂鬱症的全面圖像（The Noonday Demon）》，閔勝南（音）譯，民音社出版，p.362～363。

7. 韓國保健福祉部，中央自殺預防中心，2018，〈2017急診室基礎─試圖自殺者事後管理事業〉（2017 응급실 기반 자살시도자 사후관리사업）。

8. 金永玉（音）、玫（音）、李智恩（音）、全熙卿（音），2020，《給凌晨三點的那些身體》，春日之書出版，p.80（김영옥, 메이, 이지은, 전희경. 2020.「새벽

세 시의 몸들에게』 봄날의책）。

第 8 章　照護

1. 尹江（音），2018-01-23，「精神科醫院保護士，他們是誰？：幫助醫療團隊及患者日常的保護士卻大多沒有證照，如何對策？」《Ohmynews》（윤강. 2018-01-23.「정신병원 보호사. 그들은 누구인가？: 치료진을 도와 입원 환자의 일상을 돕는 보호사. 하지만 대부분이 무자격자, 대안은？』《오마이뉴스》.）

第 9 章　康復

1. 把情緒用豐饒和貧困當作基準去理解，這個想法的靈感是從蕾貝嘉‧索尼特（Rebecca Solnit）那裡得到的。索尼特在她的著作《凝視這廢墟》（A Paradise Built in Hell，2012，Pentagram 出版）中寫道：「提及快樂和悲傷的時候，我們大部分把快樂和悲傷的情緒分成兩邊去探討。一邊是開朗而快活，另一邊則是完全負面的一面。但如果從深、淺、豐饒和貧困的層次去思考我們的情緒，會更能理解我們經歷的感覺。」（p.33）
2. 哥林多後書第 12 章第 7～10 節。

Mark 181
我的痛苦有名字嗎？
瘋狂而古怪，傲慢又聰明的女子們──不被理解的痛楚，女性憂鬱症

作者：河美娜
譯者：徐小為
執行編輯：歐子文
美術設計：藍聿昕、王慧傑、許慈力
內頁排版：薛美惠

法律顧問：董安丹、顧慕堯律師
出版者：大塊文化出版股份有限公司
105022 台北市南京東路四段 25 號 11 樓
www.locuspublishing.com

미처있고괴상하며오만하고똑똑한여자들 (Crazy, Freak, Arrogant, and Brilliant Women)
Copyright © 2021 by 하미나 (Mina Ha)
All rights reserved.
Complex Chinese Copyright © 202X by LOCUS PUBLISHING COMPANY
Complex Chinese translation Copyright is arranged with EAST-ASIA PUBLISHING CO.
through Eric Yang Agency

讀者服務專線：0800-006689
TEL：886-2-87123898 FAX：886-2-87123897
郵撥帳號：18955675 戶名：大塊文化出版股份有限公司

總經銷：大和書報圖書股份有限公司
地址：新北市新莊區五工五路 2 號
TEL：(02) 89902588 　　FAX：(02)22901658
製版：瑞豐實業股份有限公司
初版一刷：2023 年 3 月
定價：新台幣 480 元

ISBN 978-626-7206-77-5
Printed in Taiwan

國家圖書館出版品預行編目 (CIP) 資料

我的痛苦有名字嗎？：瘋狂而古怪，傲慢又聰明的
　女子們：不被理解的痛楚，女性憂鬱症 / 河美娜
　著；徐小為譯 . -- 初版 . -- 臺北市：大塊文化出
　版股份有限公司，2023.03

面；　公分 . -- (Mark；181)

ISBN 978-626-7206-77-5(平裝)

1.CST: 女性 2.CST: 情感疾病 3.CST: 憂鬱症

415.985　　　　　　　　　　　　112000671

LOCUS

LOCUS

LOCUS

LOCUS